SUR LA

DERMATITE EXFOLIATRICE

GÉNÉRALISÉE

OU MIEUX

MALADIE D'ÉRASMUS WILSON

PAR

Le Docteur L. BROCQ

Interne lauréat des hôpitaux de Paris et de l'hôpital Saint-Louis

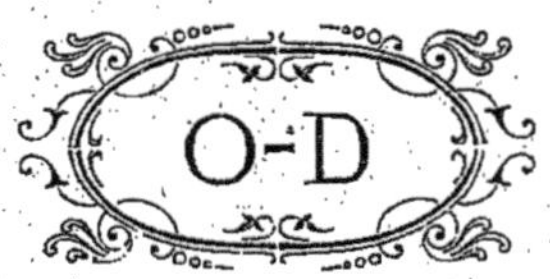

PARIS

OCTAVE DOIN ÉDITEUR

8, PLACE DE L'ODÉON, 8

—

1883

ÉTUDE CRITIQUE ET CLINIQUE

SUR LA

DERMATITE EXFOLIATRICE GÉNÉRALISÉE

OU MIEUX

MALADIE D'ÉRASMUS WILSON

ÉTUDE CRITIQUE ET CLINIQUE

SUR LA

DERMATITE EXFOLIATRICE

GÉNÉRALISÉE

OU MIEUX

MALADIE D'ÉRASMUS WILSON

PAR

Le Docteur L. BROCQ

Interne lauréat des hôpitaux de Paris et de l'hôpital Saint-Louis

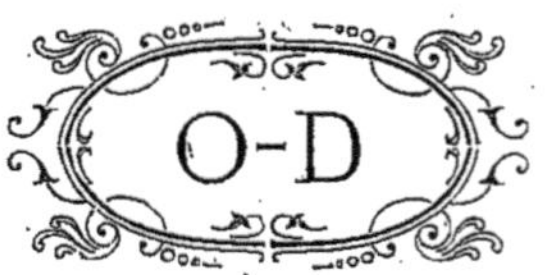

PARIS

OCTAVE DOIN ÉDITEUR

8, PLACE DE L'ODÉON, 8

—

1882

ÉTUDE CRITIQUE ET CLINIQUE

SUR LA

DERMATITE EXFOLIATRICE GÉNÉRALISÉE

OU MIEUX

MALADIE D'ÉRASMUS WILSON

INTRODUCTION

Pendant notre année d'internat chez M. le Dr Vidal à l'hôpital Saint-Louis, nous avons eu la bonne fortune d'observer en même temps, aux numéros 52 et 55 de la salle Saint-Jean, deux malades atteints d'affections cutanées rares. Chez l'un, notre maître avait diagnostiqué un pityriasis rubra pilaris, chez l'autre une dermatite exfoliatrice généralisée.

Nous nous mîmes à faire quelques recherches sur ces points peu connus d'ailleurs de la dermatologie, et nous fûmes très surpris de voir que tous les auteurs étrangers et que la plupart des auteurs français confondaient ces deux types dans une seule et même description sous le nom de pityriasis rubra. Cependant nos deux malades n'avaient de commun que la généralisation de l'éruption ; les autres signes caractéristiques qu'ils présentaient étaient tellement dissemblables qu'en les comparant il était impossible d'en faire une seule et même entité morbide. Cela nous parut intéressant à étudier ; d'autre part, notre excellent maître, M. le Dr Vidal, nous conseilla de prendre la dermatite exfoliatrice généralisée comme sujet de thèse, aussi nous décidâmes-nous à essayer d'élucider cette question.

Mais, depuis lors, à mesure que nous avons multiplié nos recherches, la confusion que nous venons de signaler s'est montrée de plus en plus évidente. Nous avons trouvé les faits les plus disparates rangés dans le même groupe, et nous nous sommes aperçus que toutes les éruptions rouges généralisées à desquamation lamelleuse autres que les exanthèmes vrais ont été jusqu'ici confondues et désignées sans distinction aucune sous le même nom. Comment donc parvenir à dégager de ce chaos notre dermatite exfoliatrice ?

Nous ne pouvions évidemment y arriver qu'en nous décidant à faire le procès du groupe tout entier, c'est-à-dire du pityriasis rubra, et c'est le parti que nous avons pris.

Nous allons en exposer l'histoire, et montrer qu'on décrit sous cette étiquette les affections les plus diverses ; nous étudierons comment on a été déjà amené à créer les mots de dermatite exfoliatrice généralisée et de pityriasis rubra pilaire ; nous nous efforcerons d'établir qu'il est nécessaire de démembrer l'ancien pityriasis rubra, celui des auteurs Anglais en particulier, que les divisions adoptées par nous sont légitimes, qu'elles répondent à des types bien définis, et nous terminerons par une description détaillée de chacune de ces entités morbides, basée sur l'observation clinique et l'analyse rigoureuse des divers cas publiés.

Mais le plan que nous venons de tracer est malheureusement trop vaste. Aussi, nous bornerons-nous pour le moment à n'en remplir qu'une partie.

Nous ferons d'abord l'histoire et l'examen critique du pityriasis rubra, en montrant que les faits qu'on y a rangés peuvent être rapportés à différents types ; puis, nous étudierons l'un d'entre eux, la dermatite exfoliatrice généralisée.

Il est indispensable que nous donnions ici notre partie historique et critique avec tous ses développements, quelques longs qu'ils puissent paraître, car elle est la justification même de notre travail que l'on ne pourrait comprendre sans elle.

Afin que nos analyses et nos appréciations des faits dits jusqu'à nous pityriasis rubra fussent aussi consciencieuses que possible, nous avons toujours tâché de nous procurer les originaux.

Nous avons traduit nous-mêmes, mot à mot, les auteurs Anglais et Italiens, et nous avons prié notre excellent ami, M. Karth, interne des hôpitaux, de nous rendre ce service pour les auteurs Allemands, ce qu'il s'est empressé de faire avec une complaisance dont nous ne pouvons trop le remercier. Nous avons donc en main les mémoires et les observations *in extenso* de tous les auteurs qui ont écrit sur la matière jusqu'en octobre 1881, sauf quelques rares lacunes que nous nous ferons un devoir de noter chemin faisant. Puis, ainsi qu'on le verra, nous avons soigneusement indiqué pour chaque fait, quel est le type auquel il nous paraît se rapporter, s'il est net ou douteux, s'il doit être rejeté comme incomplet, si enfin il ne répond à rien de précis dans notre esprit.

Nous n'avons établi nos catégories que sur des observations absolument probantes, nous paraissant indiscutables.

N'aurait-il pour résultat que de faire connaître en France une question très obscure et de faciliter les recherches bibliographiques ultérieures, nous nous croirions assez payés de ce travail ardu, difficile, et qui certes aurait demandé un homme d'une autre valeur scientifique qu'un débutant. Mais nous sommes persuadés que du simple exposé de la question ressortira pour tout le monde l'urgente nécessité d'une réforme totale de ce chapitre de la dermatologie.

Quant à la seconde partie de notre tâche, celle où nous essayons de grouper les observations connues en catégories, nous nous bornerons à une analyse rigoureuse des faits. Nous fournirons à nos maîtres les matériaux qui leur permettront de discuter l'essentialité des groupes et la place qu'ils doivent occuper en pathologie générale.

Qu'on nous permette maintenant de réclamer l'indulgence de ceux qui ne craindront pas de nous lire. Le sujet que nous avons abordé est hérissé de difficultés de toutes sortes; nous devons l'avouer d'ailleurs, nous avons été plusieurs fois sur le point de tout abandonner, et c'est grâce à notre excellent et très honoré maître, M. le Dr Vidal, que nous devons de publier aujourd'hui cette étude, que nous considérons comme sienne. Il nous a toujours engagés à persévérer, nous a soutenus de ses conseils et nous a fourni les documents les plus précieux ; aussi, ne saurions-nous trop lui exprimer notre reconnaissance. Après lui, nous avons à remercier notre excellent et très honoré maître, M. le professeur Laboulbène, qui a bien voulu accepter la présidence de cette thèse ; les divers

médecins de l'hôpital Saint-Louis, MM. Hillairet, Besnier,
Fournier, Ollivier, Guibout, qui nous ont généreuse-
ment ouvert leurs services, M. le Dr Stéphen Mackenzie,
M. le Dr Quinquaud, M. Charrin, interne des hôpitaux,
qui nous ont donné de belles observations ; mais surtout nous ne saurions trop dire quel accueil charmant
nous avons trouvé chez M. le Dr Lailler, qui nous a reçus
comme si nous avions été le plus cher de ses élèves et
qui, non content de mettre à notre disposition la plus
riche collection de faits qui existe en France, nous a
encore aidés dans nos recherches et nous a prodigué ses
conseils.

PREMIÈRE PARTIE

EXPOSÉ HISTORIQUE ET CRITIQUE DE LA QUESTION.

Si nous pouvions nous borner à ne faire que l'histoire du mot *Dermatite exfoliatrice généralisée*, nous ne devrions remonter qu'aux leçons d'Erasmus Wilson sur l'eczéma, en 1870, et à la communication de M. le Dr Vidal à la société médicale des hôpitaux, en 1874 ; mais, ainsi que nous venons de le dire, la confusion qui règne dans tous les écrits publiés jusqu'à ce jour sur cette question, nous oblige, pour faire l'historique complet de la dermatite exfoliatrice généralisée, à exposer celui du pityriasis rubra, c'est-à-dire celui des affections généralisées rouges pityriasiques ou foliacées, autres que les exanthèmes vrais.

On peut subdiviser cet historique en *trois grandes périodes* :

Une première, période française, pendant laquelle on constitue le groupe ; une deuxième, période étrangère, pendant laquelle on le modifie, on l'étend, on le rend inacceptable ; une troisième enfin, que j'appellerai période d'analyse, qui est la période actuelle.

PREMIÈRE PÉRIODE.

Nous nous contenterons de mentionner un cas de *Marcellus Donatus* (1), cité dans beaucoup d'ouvrages, et qui n'est probablement qu'une ichthyose; il en sera de même de plusieurs cas de desquamations totales du corps, survenues à la suite de fièvres graves et en particulier d'attaques de rhumatisme articulaire aigu, publiés dans les *Éphémérides des Curieux de la nature* (2) et qui paraissent avoir été des érythèmes desquamatifs scarlatiniformes.

Le premier fait important qui se rapporte à notre sujet, a été publié dans le Philosophical Transactions en 1769 (page 281) par *Benjamin Gooch* sous le titre suivant: Relation d'une desquamation singulière de l'épiderme. Il a été cité par Rayer et par M. le Dr Percheron ; nous ne devons pas le négliger parce qu'il s'agit de poussées fébriles à récidives, s'accompagnant d'une desquamation qui devenait générale au bout de dix à douze jours, et d'une forte altération des ongles.

La première attaque avait été de beaucoup la plus forte. Quoiqu'il n'y ait ni assez de détails, ni assez de précision dans les renseignements, on doit rapprocher ce cas d'autre cas très voisins, d'interprétation fort diffi-

(1) *Marcelli Donati, de medicâ historiâ mirabili* (1636, Mantoue, cap. 3 page 12) *De universali furfuraceâ corporis affectione.*

(2) *Miscellanea curiosa, sive Ephemeridum-medico-physicarum germanicarum academiæ naturæ curiosorum, decuriæ II. — Annus quintus. —* Anni 1686. Norimbergæ. Observation 199 page 396. D. Christiani, Ernesti Clauderi. *Abscedens post morbum epidermis.*

cile, que nous trouverons plus loin, et où il s'agit également-
ment d'une première poussée fébrile, d'abord érythémateuse, puis caractérisée par une desquamation foliacée,
longue et abondante, souvent accompagnée de chutes
des phanères, et suivie, après des intervalles de santé
complète, d'autres poussées semblables à la première,
mais d'intensité beaucoup moindre.

Il en est à peu près de même d'un autre cas également
cité par Rayer et par M. le Dr Percheron et publié par
Latham John (*Philosophical Transactions*, 1770, pages
451 et 453), mais dans lequel il n'y a pas eu d'altération
des ongles, circonstance que nous avons été amenés à
regarder comme très importante.

Ces deux cas pour Rayer semblaient former par leur
marche une sorte de transition entre son pityriasis général et les fièvres éruptives. Ils paraissent au premier abord
constituer un groupe assez distinct auquel on pourrait
donner le nom, créé par M. le Dr Besnier, d'Erythème
scarlatiniforme récidivant.

Ce ne sont là que des faits isolés : à partir de *Willan*
et de Bateman, les affections cutanées commencent à
être bien classées ; et ces auteurs décrivent un *pityriasis*
rubra ; (1) c'est une maladie qui survient à un âge avancé,
qui ressemble au psoriasis diffus et qui est le résultat
d'une inflammation légère des parties de la peau atteintes.
L'épiderme est d'abord rouge et rude, puis farineux ou
écailleux ; les squames s'agrandissent à mesure que la
desquamation se reproduit, il y a de la sécheresse, une
sensation de tension de la peau, pas de transpiration, des
démangeaisons incommodes, de la langueur générale et
de l'anxiété forte ; il peut y avoir des poussées successives

____

(1) *Abrégé pratique des maladies de la peau*, par Bateman (page 78, 1820).

qui prolongent la maladie. Ils devaient donc connaître déjà les faits graves que Devergie et Hebra ont mieux analysés plus tard. Ne signalent-ils pas en effet un aspect semblable au psoriasis diffus, une desquamation lamelleuse, des phénomènes généraux, la longue durée possible de l'affection ?

Alibert (1832), dans ses dermatoses dartreuses, cite sous le nom d'*herpès furfureux volatil*, un cas assez étrange de desquamation pityriasique généralisée, de plusieurs années de durée, survenue à la suite d'une violente émotion. Il est fâcheux qu'on ne puisse, faute de détails, le classer rigoureusement; car il est probable que c'était là un pityriasis rubra tel que Hebra l'a compris dans la suite. Il nous a semblé qu'aucun autre passage de la monographie des dermatoses n'avait trait à ce que nous étudions ici.

A la même époque, *Biett*, dans ses cliniques (1), parlait d'un cas à peu près analogue qu'il considérait, à cause de la rougeur vive des téguments, comme intermédiaire entre le pityriasis et l'érythème; mais il en faisait une affection peu grave, justiciable du traitement le plus simple.

Aussi faut-il arriver à *Rayer* (2) pour trouver une première bonne description du *pityriasis généralisé*.

Il le distingue très nettement du pityriasis local.

« Le pityriasis général, dit-il, est une des *maladies de la « peau les plus rares et les plus rebelles ;* il se déclare à « peu près constamment sans symptômes précurseurs. Les « malades éprouvent sur les régions qui doivent en être le

(1) *Journal hebdomadaire*, Tome 7, page 462. (1830).
(2) *Traité théorique et pratique des maladies de la peau* (1835) (Tome 2, pages 160 et suivantes).

« siège de vives démangeaisons, ou plutôt un fourmillement
« très pénible et agaçant. On voit alors un certain nombre
« de taches érythémateuses très superficielles. Il y a presque
« toujours augmentation de la chaleur de la peau, ...gon-
« flement du tissu cellulaire sous-cutané..... »

Après quelques jours, la desquammation arrive, et
Rayer décrit avec le plus grand soin son aspect différent
suivant les diverses régions du corps. Il a de plus observé la chute partielle des poils, des phénomènes généraux,
de l'aménorrhée, de la diarrhée, de la fièvre, et il a même
vu la mort survenir ; aussi est-il fort réservé dans son
pronostic (page 170) ; il n'en connaît pas les causes
(p. 168).

Enfin, il en fait un diagnostic assez complet, le sépa-
rant des exfoliations habituelles, de l'ichthyose, du lichen,
de l'eczéma chronique et du psoriasis confluent invétéré.
Il ne se fait plus même d'illusions sur le traitement, et
reconnaît que : « la guérison n'arrive qu'à la suite d'une
« modification générale de la constitution, amenée par
« un régime et un traitement suivis avec persévérance :
« (page 172). »

Analyse des cas de Rayer. — Malheureusement les
observations disparates qu'il donne comme exemples de
son pityriasis général, montrent combien le groupe qu'il
venait de créer était mal défini dans son esprit.

En effet, l'observation 119 est peut-être un pityriasis
rubra chronique dans le sens de Hebra : dans l'observation 120, il ne s'agit probablement que d'un eczéma chronique généralisé, et dans l'observation 121 que d'une herpétide exfoliatrice, de Bazin, consécutive à un eczéma.

Nous voyons donc qu'à l'exception peut-être de l'observation 119, nous n'avons pas ici de faits probants, bien distincts des entités morbides connues, et nécessitant la création d'un groupe à part. Cependant nous avons tenu à donner un résumé de ce chapitre, parce que nous croyons que la plupart des auteurs suivants n'ont presque rien ajouté à la description donnée par Rayer, et surtout parce que nous ne l'avons vu citée que dans un seul des mémoires ultérieurs, par un Américain, M. Geo. Henry Fox (1). Cette injustice des dermatologistes français et étrangers nous étonne, car c'est bien Rayer qui a fait la première étude sérieuse des affections pityriasiques généralisées rouges, graves et rebelles.

Malgré la notoriété et l'immense valeur de l'ouvrage que nous venons d'analyser, *Cazenave et Schedel*, en 1847, ne parlent dans leur livre que du pityriasis rubra de Bateman et en font une maladie peu grave.

Il en est de même de *Chausit* en 1853, de *Duchesne-Duparc* en 1862. En 1857, *Devergie* (2), mettant à profit les travaux de ses prédécesseurs, prend le mot de pityriasis rubra de Bateman, et l'applique au pityriasis général de Rayer ; mais il ne cite pas cet auteur : il dit même (page 458) que M. Rayer n'a pas décrit le pityriasis rubra.

Il faut reconnaître toutefois qu'il a le mérite de séparer cette affection des autres pityriasis : il en fait une classe à part : il semble lui reconnaître une forme aiguë et une forme chronique. Celle-ci n'est peut-être que la maladie décrite à la même époque par Hebra. Il dit en effet que

(1) Geo. Henry Fox. M. D. On *Pityriasis rubra* (Arch. of. Dermatology. New-York, 1875, page 297).

(2) *Traité pratique des maladies de la peau*, Devergie, page 442, 1857, 2ᵉ édition.

l'affection a deux périodes distinctes, une période d'acuité et une période de décroissance, que si l'on n'en favorise pas l'évolution par des moyens appropriés, on risque fort de la voir passer à l'état chronique, qu'alors elle dure non plus des mois, mais des années, qu'il peut survenir à la longue une diarrhée incoercible, de l'affaiblissement, du marasme et une terminaison fatale, (page 445). Pour lui, il n'y aurait pas de démangeaisons vives, mais plutôt une sensation de brûlure. Les malades auraient de 40 à 45 ans, seraient assez bien portants, et pourraient perdre jusqu'à deux ou trois litres d'écailles par jour. Sauf ces quelques points de détail, il donne la même description que Rayer, mais moins complète. De plus, il insiste particulièrement sur *deux erreurs* qui ont eu dans la suite les conséquences les plus désastreuses ; il pose en principe que le pityriasis rubra est la seule affection qui puisse envahir toute la surface de la peau ; donc logiquement, toute affection cutanée qui sera absolument généralisée, sera un pityriasis rubra ; déduction rigoureuse qu'ont malheureusement faite depuis la plupart des auteurs, et qui a été la source des confusions les plus regrettables ; car les psoriasis, les eczémas, les pemphigus chroniques invétérés, passés à l'état d'herpétides exfoliatrices, doivent dès lors être considérés comme des pityriasis rubra ; ce que l'on s'est empressé de conclure.

La seconde erreur de Devergie consiste à avoir établi (v. page 445) qu'une des plus graves complications du pityriasis rubra est sa transformation en pemphigus ; il est même remarquable de voir que les deux seules observations qu'il donne de cette affection sont des observations de pityriasis pemphigoïdes (v. pages 447 et 448). Hâtons-nous de dire qu'elles ne prouvent rien ; Devergie nous annonce que ce sont des pityriasis rubra, mais il ne nous donne pas assez de détails pour que nous puissions contrôler son diagnostic : aussi les rangeons-nous parmi les cas douteux. L'argumentation de M. le professeur Hardy contre le pityriasis rubra nous montrera bientôt combien tout fait douteux est nuisible, quand on veut constituer un groupe ; le savant dermatologiste se servira en effet de ces deux observations pour prouver que la plupart des cas décrits sous le nom de pityriasis rubra ne sont que des pemphigus foliacés. Devergie a fait faire au contraire un réel progrès à la pathologie en décrivant pour la première fois *le pityriasis pilaris* (1). Pour lui cependant, ce n'est encore qu'une affection locale siégeant autour des bulbes pileux, y formant de petites pyramides coniques, du sommet desquelles s'échappe le poil, et qui a été constamment précédée des trois affections suivantes, psoriasis palmaire, pityriasis capitis et pityriasis rubra (p. 456).

Mais le psoriasis palmaire observé au début, n'est pour Devergie (v. p. 457), qu'un pityriasis, de telle sorte, qu'en dernière analyse, le pityriasis pilaris est précédé d'un pityriasis rubra débutant le plus souvent par la paume des mains, puis envahissant le cuir chevelu et le corps tout entier. Sur ce pityriasis rubra à marche spéciale, commençant à l'âge de 16 à 18 ans, et *plus ou moins général*, vient se greffer l'état squameux tout particulier qu'il a décrit sous le nom de pityriasis pilaris. Telle est l'idée de Devergie; idée qu'il était urgent de mettre en relief, puisqu'elle nous explique pourquoi le pityriasis pilaris a été considéré par tous les auteurs étrangers

(1) *Traité pratique des maladies de la peau* (1857, p. 455).

comme un simple épiphénomène du pityriasis rubra :
(v. Tilbury Fox, *skin diseases* 1874.)

En cela, ils n'ont fait que suivre l'exemple donné par
le dermatologiste français ; certes, il avait ébauché un
commencement d'analyse ; mais, ne reliant pas assez fortement l'une à l'autre l'éruption générale et l'éruption
locale, il avait cru à un pityriasis pilaire local compliquant un pityriasis rubra, et non à une maladie réellement essentielle, distincte du pityriasis rubra, mais le
simulant sur le corps à certaines phases de son évolution, idée juste qui a été émise plus tard par MM. les docteurs Besnier et Richaud : (voir plus loin l'analyse de la
thèse de M. Richaud).

Gibert en 1860 (1) fait faire un pas de plus à la question, et sépare nettement du pityriasis rubra le *pityriasis
rosé*, affection bénigne, durant de six semaines à deux
mois (v. page 402). Quant au pityriasis rubra, il ne dit
rien de nouveau.

Il semble en avoir vu plusieurs cas ; il en cite en particulier un fort remarquable qui dura plusieurs années,
et se termina par la mort dans le dernier degré du marasme et du dépérissement. (V. page 403.) Ce fait
paraît identique à ceux que Hebra a observés en Allemagne.

Bazin s'est contenté d'admettre les descriptions de ses
devanciers, et de les adapter à ses théories. C'est ainsi
qu'il a rattaché (2) le pityriasis rubra chronique au pityriasis herpétique. Il s'agit bien là de l'affection de Rayer et

---

(1) *Traité pratique des maladies de la peau et de la syphilis*, (3ᵉ édition,
tome I., 1860, pages 396 et suivantes).

(2) *Leçons sur les affections cutanées arthritiques et dartreuses*, 1868, pages
250 et suivantes.

de Devergie ; les squames sont larges et adhérentes ; il peut y avoir du prurit et du suintement consécutif au grattage, de l'alopécie, puis les cheveux repoussent, à moins que la maladie ne persiste indéfiniment ; elle peut occuper tout le corps, durer plusieurs mois et avoir des exacerbations (1).

Les herpétides exfoliatrices. — Mais, l'esprit généralisateur de notre grand dermatologiste ne s'était pas arrêté là ; il avait remarqué que dans quelques cas, à la suite de maladies cutanées rebelles, l'éruption s'étendait à toute la surface de la peau ; et, de quelque nature qu'eût été l'affection primitive (eczéma, psoriasis, pityriasis ou pemphigus), elle prenait toujours à peu près le même aspect, pourvu qu'elle fût herpétique. Elle se caractérisait alors sur tout le corps par une rougeur diffuse intense et par une exfoliation lamelleuse fort abondante de l'épiderme. Il se passait là quelque chose d'analogue à l'asystolie dans les maladies du cœur ; il voulut créer un nom pour ce syndrôme, il l'appela herpétide exfoliatrice, et le rangea dans la classe des herpétides malignes et tardives (2).

Malheureusement il ne s'en tint pas là ; et, obsédé de cette idée, vraie d'ailleurs, qu'il avait vu des individus jusque-là exempts de toute maladie de peau présenter d'emblée ces mêmes phénomènes morbides, il ajouta que dans quelques cas l'herpétide exfoliatrice se montre d'emblée avec ses caractères particuliers.

Or, ces cas ne sont autre chose que des dermatites

(1) Pour les idées de Bazin sur le *pityriasis pilaris*, voir la thèse de Richaud ; comme elles n'ont qu'une importance très secondaire, nous les avons laissées de côté.

(2) *Leçons sur les affections cutanées arthritiques et dartreuses*, 2e édition, 1868, page 437.

exfoliatrices (1) ou des pityriasis rubra, éruptions *primitives*, qui se trouvent ainsi rangées par notre illustre dermatologiste à côté d'éruptions généralisées *secondaires* auxquelles on peut conserver le nom de d'herpétides exfoliatrices. Telle est l'origine de confusions fort nombreuses que nous allons retrouver dans presque tous les écrits français et étrangers.

Les élèves directs de Bazin ont été d'ailleurs les premiers à tomber dans l'erreur. (V. Gailleten, 1874.) M. le Dr Guibout (2), dans une de ses leçons, va même jusqu'à déclarer très nettement que le pityriasis rubra de Hebra n'est autre chose que l'herpétide exfoliatrice de Bazin.

Ainsi donc, en 1860, Rayer avait déjà distingué un pityriasis général ; Devergie l'avait appelé pityriasis rubra et avait créé le pityriasis pilaris ; Gibert avait décrit le pityriasis rosé ; Bazin l'herpétide exfoliatrice. Mais ces idées ne régnaient pas à Saint-Louis sans conteste ; à cet hôpital même, un professeur éminent, M. Hardy, les combattait dès 1857, dans ses leçons cliniques. Il y fait table rase de tout le pityriasis : (nous ne parlerons ici que des variétés qui nous concernent.) Il se sert pour cela fort habilement des fautes que nous avons signalées plus haut dans les écrits de ses prédécesseurs. Le pityriasis rubra de Devergie n'est pour lui qu'un eczéma, lorsqu'il y a des plaques rouges suintantes avec épaississement de la peau et infiltration du tissu cellulaire sous-cutané,

---

(1) Nous prévenons ici le lecteur, une fois pour toutes, que dans cette étude, quand nous parlerons de *Dermatite exfoliatrice généralisée*, nous entendrons parler du type admis par notre maître, M. le Dr Vidal, c'est-à-dire d'une maladie essentielle dont nous démontrerons plus loin l'existence.

(2) *Leçons sur les maladies de la peau*, 1879, pages 567-568.

(conséquence des observations 120 et 121, Rayer), ou qu'un pemphigus, lorsqu'à la rougeur et aux squames foliacées se joignent des bulles, (conséquence des deux cas de Devergie.) Le pityriasis rubra de Hebra n'est que la dermatite exfoliatrice de Bazin ; or, celle-ci n'est qu'un *pemphigus foliacé*, (conséquence de l'erreur signalée plus haut, page 23.)

Quant à nous, nous ne nions pas le pemphigus foliacé, mais nous voulons distinguer. S'il s'agit d'une éruption chronique grave, primitivement bulleuse, devenue ensuite exfoliatrice, nous admettons qu'on puisse en faire un pemphigus foliacé. Mais, s'il s'agit d'une affection primitivement squameuse, nous avouons que nous ne pouvons la ranger dans ce groupe (1).

Nous demandons quelle est la caractéristique du pemphigus, si ce mot n'éveille pas chez tous les médecins l'idée d'une éruption bulleuse, et s'il est logique de l'appliquer à une dermatose qui a toujours été simplement rouge et lamelleuse ? Ce serait la négation de toute possibilité d'une nomenclature logique en dermatologie.

Le mot de pemphigus foliacé nous semble devoir être réservé, ainsi que le font la plupart des auteurs, à une affection cutanée grave, à guérison tout-à-fait exceptionnelle, longue et cachectique, qui n'est autre que ce que Bazin appelle l'herpétide maligne exfoliatrice consécutive à un pemphigus. Entendu ainsi, le mot est excellent.

Nous ne pouvons accepter la généralisation de M. Hardy, car elle identifie des maladies tout-à-fait dis-

(1) Voir, *British med. journal*, 26 juillet 1879, la réfutation remarquable que fait le Dr Buchanan Baxter de la théorie de M. Hardy.

semblables, comme début, comme aspect, comme marche, comme gravité, les unes primitives, les autres secondaires. En somme, l'éminent professeur a fait rentrer dans son pemphigus foliacé presque toutes les affections que Bazin avait fait rentrer dans l'herpétide exfoliatrice.

Telle est la première période ou période française de la question. Devergie a édifié son pityriasis rubra et son pityriasis pilaris, Bazin son herpétide exfoliatrice, Hardy son pemphigus foliacé ; toutes choses différentes, nous l'avons établi, mais qui, grâce aux erreurs que nous nous sommes efforcés de mettre en relief, vont être confondues à l'étranger, surtout en Angleterre ; de telle sorte que nous allons voir tout ce coin de la dermatologie, devenir un véritable chaos sous le nom de *Pityriasis rubra*.

DEUXIÈME PÉRIODE

PÉRIODE ÉTRANGÈRE

Pendant que se publient en France les divers travaux que nous venons d'analyser, on commence à étudier la question dans les pays étrangers.

A Vienne, *Ferdinand Hebra* décrit un pityriasis rubra d'après trois observations qui lui sont personnelles, et il lui consacre tout un article dans son grand traité des maladies de la peau.

Son type est assez spécial ; aussi, croit-il dans sa 2° édition que ni Erasmus Wilson, ni Devergie n'ont vu de cas identiques aux siens. L'affection pour lui n'est caractérisée que par une rougeur intense, générale ou presque générale, laissant une teinte jaunâtre sous la pression du doigt, accompagnée de squames blanches, fines et légèrement adhérentes. Il n'y a pas d'infiltration du derme, pas d'excoriations ni de fissures ; les démangeaisons sont fort légères.

La marche est très lente ; la durée, fort longue, peut être divisée en deux périodes ; dans la première, les malades conservent une bonne santé ; sans la coloration de leur peau, ils ne s'apercevraient de rien. Dans la deuxième, ils maigrissent peu à peu, perdent leurs forces, l'appétit diminue, le marasme augmente d'une manière très lente, et ils finissent par mourir d'épuisement. Le pronostic est donc fatal.

L'étiologie est inconnue ; et, après la mort, on ne

trouve aucune altération spéciale ni dans la peau ni dans les autres organes ; c'est une maladie différente des érythèmes, du lupus erythematosus, de l'eczéma et du psoriasis. Elle se distinguerait du lichen ruber par son début qui ne se fait point par des papules, par l'absence d'infiltration cutanée, par les caractères de la désquamation, par le peu d'intensité des démangeaisons, par l'intégrité absolue des ongles, enfin par des phénomènes généraux moins graves (1).

Nous avouons toutefois ne pas trop savoir ce que peut être le lichen ruber grave de Hebra ; nous croyons qu'il serait nécessaire d'analyser les observations originales pour s'assurer qu'il n'y a là aucune confusion.

Il nous paraît à peu près certain que des cas de pityriasis pilaris (type Richaud) ont été classés dans ce groupe par l'école viennoise ; ces deux affections ne seraient-elles pas identiques? Nous nous considérons comme d'autant mieux autorisés à poser cette question, qu'au musée même de l'hôpital Saint-Louis, nous avons trouvé une pièce intitulée *Lichen ruber*, qui n'est autre chose qu'une des phases d'évolution d'un pityriasis pilaris. Nous bornerons à ces quelques mots tout ce que nous dirons sur le lichen ruber, dans notre travail, car nous n'avons pas assez de documents en main pour en aborder sérieusement l'étude.

On voit que le pityriasis rubra de Vienne est loin d'être identique à celui que l'on a décrit en France. Pour Devergie la maladie a des allures plus franches ; elle est parfois subaiguë pour ne pas dire aiguë ; elle peut passer à l'état chronique, mais, même alors, elle a un début

(1) Voir le tableau annexé à l'article *Lichen ruber*. Traduction Doyen, 1872, pages 466-469.

assez rapide, fébrile, elle s'accompagne d'une sensation de brûlure et surtout d'une desquamation foliacée très abondante que Hebra passe presque complètement sous silence ; les ongles sont altérés, les phanères peuvent tomber, enfin son pronostic est loin d'être fatal. Les deux affections n'ont de commun que le nom, la teinte rouge de la peau, et la généralisation de l'éruption. Elles ne peuvent donc être confondues.

Les auteurs allemands qui ont succédé à Hebra, Neuman en particulier (1), n'ont fait que répéter la parole du maître.

Cet illustre dermatologiste a d'ailleurs, dans la suite, complété son étude sur cette affection par des observations nouvelles. Aussi l'article que son éminent disciple, M. le Dr Moritz Kaposi, a récemment consacré au pityriasis rubra dans ses leçons, (2) diffère-t-il un peu de la description primitive. Il s'agit toujours d'une maladie spéciale qui ne présente pendant toute son évolution que de la rougeur et de l'inflammation, sans humidité ni papules, qui met plusieurs mois à se généraliser et des années à évoluer, qui ne tend jamais vers la régression et s'aggrave toujours. Mais, il décrit des squames fines, petites, ou des lamelles minces un peu plus grandes ; la température des parties atteintes est élevée, il y a un prurit modéré et des frissons continuels ; dans la période tardive, il se produit de l'épaississement sur plusieurs points des téguments avec teinte plus cyanosée, puis survient un processus de rétraction manifeste de la peau qui paraît en quelque sorte trop étroite pour le corps,

---

(1) *Traité des maladies de la peau*, par le Dr J. Neuman, traduit par les Drs G. et E. Darin, Paris, 1830, page 272.

(2) *Leçons sur les maladies de la peau*. Traduites et annotées par MM. Doyon et Besnier. 1881. (Paris, pages 516 et 521.)

gêne les mouvements, produit des ectropions et des
rétractions digitales ; les cheveux deviennent grêles et
tombent, les ongles des doigts et des orteils sont minces,
fragiles, ou épaissis et friables ; puis, arrive le marasme.
On observe parfois des ulcères et des gangrènes cutanées.
Enfin Kaposi croit avoir guéri un malade ; ce qui modifie
un peu l'ancien pronostic. Il dit en avoir vu quinze cas :
il est fâcheux que nous n'ayons pu nous procurer les
observations. Quant à l'anatomie pathologique, il donne
le résultat des recherches toutes récentes que M. le
Dr *Hans Hebra* a publiées en 1876 (1).

Dans ce mémoire important, l'auteur reprend toutes
les idées de Ferdinand Hebra et donne trois observations
personnelles de pityriasis rubra universalis. La première
en est un véritable type conforme à la description que
nous venons de citer. Le malade a été suivi pendant
plusieurs années à l'hôpital, et a fini par y mourir de
tuberculose pulmonaire.

Dans la deuxième, il s'agit d'un individu cachectique
dont l'éruption datait d'un an, qui aurait perdu ses cheveux, et qu'on ne pût étudier que pendant un mois,
parce qu'il mourut rapidement de tuberculose, après son
entrée dans les salles.

Quant à la troisième, son début brusque, fébrile, avec
gonflement de la peau, rapide généralisation, perte de
cheveux, nous paraît s'écarter beaucoup du type de Hebra ;
la malade voulut sortir au bout de deux mois, quoique
non guérie. Il faut reconnaître d'ailleurs que l'auteur
laisse un peu de côté ce dernier fait et insiste surtout
sur les deux premiers dont il donne l'anatomie patholo-

(1) *Sur le pityriasis rubra généralisé*, par Hans Hebra. (Viertelj, für Dermat.
p. 508, 1876.)

gique. Chez le second malade, dont l'affection ne datait que d'un an, la peau avait les caractères d'une infiltration inflammatoire modérée. Mais chez le premier, qui avait son éruption depuis de longues années, il y avait une atrophie cutanée considérable, disparition du réseau muqueux et des papilles, sclérose du tissu conjonctif avec prédominance des fibres élastiques, dépôt abondant de pigment dans le chorion et destruction des glandes sudoripares, des glandes sébacées et des follicules pileux. De telle sorte que le pityriasis rubra de Hebra semble se caractériser anatomiquement : d'abord par une infiltration embryonnaire des couches superficielles du derme; puis par une atrophie de ses éléments essentiels et une production assez abondante de fibres élastiques et de pigment.

M. le Dr Hans Hebra avait remarqué que ses malades étaient morts de tuberculose, et en particulier que le plus gravement atteint des deux avait un tubercule du cervelet. A ce propos, *Ludwig Fleischmann* (1) rappelle qu'il a observé chez les enfants une affection de la peau correspondant au pityriasis rubra, et qu'il a trouvé dans ces cas, à l'autopsie, un tubercule du cerveau. Il en conclut que le pityriasis rubra pourrait bien être de cause nerveuse, et il recommande d'examiner désormais après la mort l'encéphale avec le plus grand soin.

Il est facile de voir que les auteurs allemands, s'en tenant au type créé par leur grand dermatologiste, ne se sont guère occupés de ce qui se faisait dans les pays voisins ; aussi, ne connaissent-ils pas toute la question et ont-ils laissé de côté beaucoup de faits importants.

Il est loin d'en être ainsi en Angleterre. Dans ce pays

(1) *Vierteljahr. für Derm. und. Syph.*, 1877. I und II Heft.

toujours au courant des recherches nouvelles, les dermatologistes ont connu dès l'origine le pityriasis rubra de
Devergie, celui de Hebra, et l'herpétide exfoliatrice de
Bazin. Ils se sont pénétrés des idées de ces maîtres ; ils
ont cru que leurs descriptions se rapportaient à la même
maladie, et que tout ce qu'ils y avaient fait entrer était
une seule et même entité morbide. Ils ont alors, eux
aussi, apporté des observations, chacune comparable à
l'un des types que nous avons déjà étudiés, et ils les ont
données comme des exemples irréfutables d'une maladie
bien définie pour eux : le pityriasis rubra. Telle est
l'explication des erreurs et des confusions que nous
allons maintenant trouver dans les mémoires anglais et
américains.

Dès 1858, *J. M' Ghie* publiait dans le *Glasgow medical
journal* (page 421), un mémoire sur le pityriasis rubra
acuta de Devergie. Ce qui l'avait engagé à le faire, c'était
un cas fort curieux qu'il venait d'observer et qu'il avait
appelé avant toute recherche bibliographique : *Universal
acute squamous inflammation of the dermis.* Il l'avait
rangé dans le pityriasis rubra de l'auteur français, à cause
de l'absence de prurit, de l'invasion rapide de toute la
surface cutanée, de la rougeur universelle sans vésicules,
mais avec une simple humidité sous des squames à séparation facile et à reproduction incessante. Ce fait est
extrêmement remarquable, car c'est le premier exemple
d'une maladie primitive, aiguë, à début franc, étendue à
tous les téguments, s'accompagnant de la chute des
phanères, et terminée par la guérison après une exfoliation lamelleuse de trois mois et demie de durée. C'est
donc un type à part ; c'est ce qu'Erasmus Wilson va
bientôt appeler *general dermatitis exfoliativa.*

Nous avons de plus la bonne fortune de trouver cette observation continuée en 1875 par *le Dr Gairdner*. Cette année là, en effet, l'éminent médecin présenta à la société pathologique et clinique de Glasgow, un malade atteint de pityriasis rubra aigu qui n'était autre que celui-là même dont le D^r M' Ghie avait étudié la première attaque en 1858. Pendant ces 17 ans, il en avait eu plusieurs poussées, toutes identiques à la première, mais moins fortes, bien qu'elles eussent eu chacune plusieurs mois de durée, et qu'elles eussent été accompagnées de températures de 103° 8 Fahr. Elles avaient été séparées par des intervalles de parfaite santé. (Voir plus loin les observations).

On comprend maintenant toute l'importance de ce cas; cependant le mémoire de M' Ghie resta presque inconnu, et les auteurs suivants n'en parlèrent pas.

Il n'en fut pas de même d'un autre fait publié par *Wilks* dans le *Guy's Hospital Reports* (p. 310, 1851), et sur lequel il est regrettable de ne pas trouver plus de détails. Cependant, il paraît identique à la première poussée aiguë fébrile décrite par M' Ghie. Wilks lui donne le nom d'inflammation générale de la peau ou dermatite. Erasmus Wilson et M. le Dr Vidal le considèrent comme un cas net de general dermatitis exfoliativa; M. le Dr Percheron serait au contraire disposé à le ranger à côté des érythèmes desquamatifs; mais, nous croyons qu'il s'est trompé sur la vraie durée de la désquamation qui a été ici de neuf semaines, et qu'il n'a pas surtout attaché une assez grande importance au fait si remarquable pourtant de la chute des ongles qui accompagna cette affection.

Dans son ouvrage *Handbook of skin diseases, 1865*, *Hillier* compare les deux descriptions de Hebra et de

Devergie, et si nous laissons de côté la question du pronostic, la seule différence qu'il signale entre elles, c'est que Devergie ne semble pas séparer assez nettement son type de quelques formes d'eczéma et de pemphigus : (V. page 101.) Pour lui, les deux auteurs décrivent donc la même affection. Le fait qu'il donne ensuite comme étant un exemple de pityriasis rubra est pour nous très douteux ; en effet, à cause de son mode de début et de ses récidives, il peut être tout aussi bien une poussée aiguë de psoriasis tendant vers l'herpétide exfoliatrice de Bazin, qu'un pityriasis rubra aigu de Devergie : (Voir le fait et la discussion du fait, Hillier, *loc. cit.*, pages 101-106.)

Hillier connaissait aussi le pityriasis pilaris ; il en publie même un cas assez net que nous avons regretté de ne pas trouver dans les ouvrages ultérieurs. Il range cette affection à côté du lichen pilaris dont cependant il la croit distincte. (V. page 59.) Il cite et admet sur ce sujet les opinions de Devergie.

Deux ans plus tard, *Hilton-Fagge* publiait dans le *Guy's hospital Reports*, page 203, 1867, un mémoire sur un cas qu'il appelle *Eczema squamosum universale, seu Pityriasis rubra*. Il y cite la description de Hebra, et fait remarquer que son cas ne lui paraît en différer que par une évolution un peu rapide, car la mort était arrivée au bout d'un an, à la suite d'une pneumonie lobulaire.

Malheureusement l'auteur n'a observé la malade que deux jours ! Il croit d'ailleurs que le pityriasis rubra de Devergie et que celui de Hebra ne sont qu'une forme extrême d'une des variétés de l'eczéma (1).

(1) Voir pour ses arguments *Guy's hospital Reports*, vol. XIII, 1867, p. 208 et suiv.

Dans son édition de 1867, *Erasmus Wilson* (1) ne parle que du type créé par Hebra, et il cite trois observations qu'il prétend conformes à la description du dermatologiste allemand.

Cette opinion nous semble assez discutable : en voici la preuve. Dans le premier cas, il s'agit d'un homme âgé de 68 ans, atteint depuis plus de vingt ans d'une affection cutanée pityriasique localisée à la paume des mains, et qui, en mai 1864, avait eu une poussée aiguë inflammatoire à la tête. En janvier 1866, la maladie gagna la plante des pieds, puis les jambes, puis rapidement tout le reste du corps. Elle se caractérisa alors par une rougeur intense du derme et par une exfoliation lamelleuse à écailles imbriquées et disposées en lignes régulières. Le malade guérit fort bien, sans doute en trois ou quatre mois ; je dis sans doute, car les détails les plus essentiels font défaut.

Ce début, cette marche rapide, cette évolution favorable, cet aspect à la période d'état, ont-ils quelque chose de commun avec le pityriasis rubra allemand ? Ils rapprocheraient au contraire ce fait de celui de M'Ghie, si la maladie n'était pas secondaire et si elle avait été accompag.ée de chute des ongles et des poils. D'ailleurs, nous le répétons, les lacunes sont trop nombreuses pour que nous puissions le classer.

L'observation nº 2 est une affection limitée aux mains ; il est donc impossible de l'assimiler au pityriasis rubra universalis.

Dans l'observation nº 3, il s'agit d'une maladie à début brusque, terminée brusquement par une complication mortelle, à exfoliation lamelleuse et composée de deux

(1) *Diseases of the skin*, Sixth édition 1867, page 176.

récidives, chacune de cinq mois de durée, entre lesquelles s'écoulèrent cinq mois de parfaite santé. Pas
d'autres détails. Que peut-on conclure ?

Erasmus Wilson doit avoir compris lui-même que
ces faits sont loin d'être confermes au type de Hebra. Il
essaie en effet de lui ajouter çà et là quelques nouveaux
traits. C'est ainsi qu'il insiste sur l'exfoliation de lamelles
épidermiques, (Scales-flakes', minces et blanches s'en
allant en telle profusion que chaque jour on peut les ras-
sembler en grande quantité dans les habits ou dans le lit
du malade ; cette exfoliation lamelleuse est pour lui tellement caractéristique de l'affection qu'il s'en sert pour la
diagnostiquer d'avec l'eczéma et le psoriasis. Aussi éprou·
ve-t-il le besoin d'ajouter un mot au nom allemand pour
justifier l'admission de ses faits dans ce groupe. Ce n'est
plus le pityriasis rubra, c'est le pityriasis rubra *foliacea*.
Nous n'avons pas besoin d'ajouter qu'il modifie le pronostic. Cette étude assez imparfaite ne pouvait être défi-
nitive. Aussi, dès 1870, dans une leçon des plus remarquables (1), Erasmus Wilson revient-il sur son pityriasis
rubra foliacea, et essaie-t-il d'en faire un groupe à part.
Il rapporte une intéressante observation qu'il rapproche
des précédentes, en disant que ce sont des dermatites
généralisées.

« Autrefois, dit-il, j'ai suivi la nomenclature de Devergie
« et de Hebra, et je les ai appelées pityriasis rubra ; mais
« aujourd'hui je m'aventure à employer un terme qui don-
« nera, je pense, à l'esprit une meilleure idée de la nature
« de l'affection que le nom créé par mes collègues, et qui, en
« même temps, *is calculated to escape controversy*. Il peut
« y avoir quelque doute sur la signification du mot pity-

(1) *Med. Times and Gazette*, 29 janv. 1870, et *Lectures on eczema*, page 356,
1870.

« riasis et sur la légitimité de son application à la maladie
« qui nous occupe, tandis qu'il ne peut y en avoir aucun pour
« le terme *dermatite exfoliatrice;* c'est-à-dire inflammation
« de la peau accompagnée d'exfoliation de l'épiderme : l'in-
« flammation étant exceptionnellement intense, et l'exfo-
« liation de l'épiderme s'élevant à la hauteur d'un flux réel;
« le cas que je vais décrire peut être résumé de la façon
« suivante : à la suite d'un frisson, de nausées, de sueurs
« qui s'arrêtèrent brusquement, exanthème ponctué, déve-
« loppé en peu d'heures, rapidement étendu à toute la
« surface du corps, avec chaleur, raideur et infiltration de
« la peau; en six ou sept jours, exfoliation de l'épiderme en
« lamelles minces, à large base, parfois de plusieurs pouces
« et assez abondantes pour remplir le lit du malade; pas
« de prurit ni d'exsudation; pouls rapide, durée de quatre
« mois environ, puis guérison complète avec chute de tous
« les ongles. »

Erasmus Wilson rapproche ensuite avec raison ce fait
de celui de Wilks, et, revenant sur leurs caractères communs, il insiste de nouveau sur ce que le terme pityriasis
rubra ne peut suffire à le désigner. S'il s'en était tenu là,
il créait une entité morbide nouvelle, bien distincte du
pityriasis rubra chronique de Devergie et de Hebra, très
voisine du pityriasis rubra acuta du premier, et qui existe
réellement, ainsi que nous le montrerons plus tard. Mais
il ne fait qu'ébaucher cette idée, et il surcharge ainsi la
nomenclature d'un nom nouveau sans oser séparer
nettement les cas auxquels il l'applique de ceux avec
lesquels ils ont été confondus jusqu'à lui En effet, après
avoir rappelé qu'il a donné autrefois à ces faits le nom de
dermatitis squamosa rubra, de psoriasis squamosa rubra,
de pityriasis foliacea rubra, même celui d'eczema foliaceum qui lui parut, dit-il, particulièrement approprié à
cause de leur alliance réelle, si ce n'est même de leur iden-

tité positive avec l'eczéma, il ajoute qu'il paraît que c'est là la maladie qui a reçu de Devergie et de Hebra le nom de pityriasis rubra, et il termine en rapportant les descriptions de ces deux auteurs dont il fait ressortir quelques différences, tout en ayant l'air de dire en dernière analyse que leurs cas et que les siens propres forment une seule et même entité morbide. Il est remarquable toutefois qu'il s'occupe surtout de Devergie en 1870, tandis qu'il n'avait cité que Hebra en 1867. Il est incontestable qu'il a compris que le type français était plus conforme à ses observations que le type allemand.

Nous avons insisté sur ce travail pour deux raisons : d'abord parce que nous y trouvons vaguement indiqué un nouveau type morbide, type dont les trois observations de M'Ghie, de Wilks et d'Erasmus Wilson (1870) sont des exemples, et pour lequel ce dernier auteur a créé le mot nouveau *dermatitis exfoliativa;* ensuite parce que nous tenions à faire comprendre que cette distinction si importante n'a été que soupçonnée par le dermatologiste anglais, de telle sorte qu'il en est arrivé, non à donner un sens précis et restreint au mot dermatite exfoliatrice, mais à le substituer au terme général, pityriasis rubra. Cette confusion fut fatale surtout en Angleterre et en Amérique où l'on prit à la lettre ce dernier sens : aussi *dermatite exfoliatrice* et *pityriasis rubra* y devinrent-ils des synonymes que l'on acceptait et que l'on rejetait tour à tour. Mais de plus, ne voyant pas d'entité morbide nette sous ce mot de *dermatite exfoliatrice,* on s'en rapporta à la signification littérale, et on crut que toute inflammation cutanée s'accompagnant d'exfoliation épidermique devait être dénommée ainsi, et par suite classée dans le pityriasis rubra. C'est là l'explication de tous les travaux que nous allons maintenant passer en revue. Sans ces préliminaires, il est impossible de les comprendre.

C'est ainsi que dès le mois de mai 1870, *J. Hawtrey Benson* et *Walter G. Smith*, publient dans le *Dublin medical journal*, un petit mémoire sur un fait qu'ils ont observé et qui est, disent-ils, identique au pityriasis rubra de Hebra, à celui de Devergie et à ce que Wilson a appelé dermatitis exfoliativa. Il est impossible de mieux faire la confusion; elle est d'autant plus évidente qu'ils citent la description de Hebra et que leur cas est une maladie à début franc, à allures rapides, de trois mois et demie de durée, à exfoliation lamelleuse, une *general dermatitis exfoliativa vraie*, en un mot, tout à fait différente par conséquent de ce qu'on a décrit à Vienne. Ils la considèrent d'ailleurs comme distincte de l'eczéma. Il est regrettable qu'ils ne signalent pas l'état des cheveux et qu'ils n'aient pas suivi le malade après sa sortie de l'hôpital pour voir si les ongles étaient altérés. Cette lacune nous empêche de le regarder comme un type complet.

En 1874, *Normann Moore* dans le *Saint-Bartolomew's Hospital Reports* (page 125), publie presque sans commentaires un beau cas de pityriasis rubra chronique (type de Hebra) durant déjà depuis six ans sans modification notable. Il donne même une courbe de température; et l'on y voit qu'il y a de temps en temps des poussées fébriles, surtout vespérales.

Vers la même époque *Tilbury Fox* étudie la question dans ses cours et dans son livre.

En mai 1873 (1), il avait déjà fait une leçon sur les

(1) *Med. Times and Gazette*, 10 mai 1873, page 487.

rapports du pityriasis rubra et du pityriasis pilaris en citant comme preuve à l'appui de son opinion un cas type de la maladie décrite plus tard par M. le Dr Richaud ; en février 1874 (1), il fait une autre leçon sur le traitement du pityriasis rubra dont il prétend avoir déjà guéri cinq cas. Malheureusement l'observation qu'il y donne n'est pas du tout comparable à la précédente, car il y eut un début rapide, un envahissement de tout le corps en dix jours, une abondante desquamation en larges écailles avec rougeur intense du derme, et la guérison fut complète au bout de sept mois. Il est regrettable que Tilbury Fox ne donne aucun détail, car il est impossible de classer ce fait.

Nous trouvons toutes les opinions de cet auteur résumées dans son livre (2) et dans son atlas (3). Il y classe le pityriasis rubra dans les inflammations squameuses à côté du psoriasis, et il commence par établir contre certains auteurs (voir Wilson, *Lecture on dermatologie*, et les premières éditions de Neumann, article eczéma) que c'est une forme primitive de maladie caractérisée par deux éléments : 1º Une hypérémie des couches superficielles de la peau (le plus important pour lui) ; 2º Une desquamation en lamelles larges et imbriquées. Sa description se rapproche beaucoup de celle des auteurs français. L'affection reconnaîtrait surtout pour causes les chagrins et les excès de travail ; elle débuterait souvent par la poitrine, se généraliserait rapidement en deux semaines, ne s'accompagnerait ni d'infiltration de la peau ni de suintement, mais d'une chaleur brûlante

(1) Lancet, 28 février 1874.
(2) *Skin diseases*, page 252, 1874.
(3) *Atlas des maladies de la peau*, planches 38 et 39 1877.

et de démangeaisons modérées, d'hypérémie des muqueuses, d'affaiblissement général et parfois de chute des
ongles et des poils. Dans quelques cas elle formerait des
plaques (peut-être, dit-il, parce qu'elle s'achemine vers la
guérison). Enfin il reproduit les idées de Hebra et de Devergie qu'il a réunies pour donner une description complète. Mais il insiste beaucoup plus qu'eux sur les caractères de la desquamation, et il explique à ce propos
pourquoi Erasmus Wilson lui a donné le nom de dermatite exfoliatrice. Le diagnostic est supérieurement traité
et mériterait d'être cité en entier. Passant ensuite au
pityriasis pilaris, Tilbury Fox le rattache beaucoup plus
nettement encore qu'aucun des auteurs précédents au
pityriasis rubra (1).

« Le pityriasis pilaris a été bien mal compris, dit-il;
« Devergie prétend qu'il est précédé du psoriasis palmaire,
« du pityriasis capitis ou du pityriasis rubra, d'autres disent
« du psoriasis général. Je suppose que dans de tels cas le
« prétendu pityriasis capitis et le prétendu psoriasis pal-
« maire ne sont eux-mêmes que les restes d'une attaque
« antérieure de pityriasis rubra, etc. »

Pour lui le pityriasis pilaris n'est, ainsi qu'il le dit
ailleurs, (2) « qu'une phase ou qu'un accident du
« pityriasis rubra. C'est le résultat de l'envahissement
« des follicules par la maladie. »

Il croit que le pityriasis rubra reconnait pour origine
un trouble du grand sympathique et des nerfs trophiques, opinion qui sera reproduite par presque tous les
auteurs; il pense que l'arsenic est plutôt nuisible, mais
que l'affection est assez facilement guérie par les diuré-

(1) *Clinical lecture on pityriasis rubra and pityriasis pilaris, by* Tilbury
Fox, M. D., *Medical Times and Gazette.* 10 mai 1873, page 487 et suivantes.
(2) Tilbury Fox. *Atlas of Skin diseases.*, *Plate* 39. 1877.

tiques à l'intérieur et par des lotions adoucissantes à l'extérieur.

Il est donc impossible de concevoir le moindre doute ; en Angleterre, le pityriasis rubra de Hebra et de Devergie, la dermatite exfoliatrice d'Erasmus Wilson, le pityriasis pilaris, ne sont qu'une seule et même entité morbide qu'on y désigne, soit sous le nom de dermatitis exfoliativa, soit sous le nom de pityriasis rubra.

Nous allons retrouver cette confusion presque au même degré en France, dans la thèse de M. le Dr Percheron. Ce travail important avait été précédé d'une thèse assez sage de M. le Dr *Derrécagaix* (1) sur *l'érythème scarlatiniforme rhumatismal*, mais surtout d'une communication fort remarquable de notre excellent maître *M. le Dr Vidal* à la Société Médicale des Hôpitaux (2).

Il y présenta une belle observation d'une affection nouvelle pour lui qui lui paraissait être une maladie générale, *totius substantiæ*, en raison de ses nombreuses complications. Il l'appela *dermatite exfoliatrice généralisée*, car il pensait qu'elle était identique aux faits décrits en Angleterre par Wilks et par Erasmus Wilson sous les noms d'eczema exfoliativum, de pityriasis rubra, de dermatitis exfoliativa.

(Voir plus loin le cas. — Cas II).

La dermatite exfoliatrice généralisée, maladie essentielle et primitive était donc créée en France ; malheureusement l'herpétide exfoliatrice de Bazin et l'érythème scarlatiniforme de date récente venaient compliquer la

<hr>

(1) *Thèse de Paris*, 1874, 5 mai.

(2) *Bulletin de la Société Médicale des Hôpitaux*, 1874, page 256.

question ; si l'on songe de plus au chaos qui régnait à la même époque en Angleterre, on aura l'explication de la thèse de *M. le Dr Percheron*. La grande faute qu'a commise cet auteur, c'est de n'avoir pas voulu s'en tenir aux cas types qu'il connaissait et d'avoir trop généralisé ; aussi en est-il arrivé à rapprocher les faits les plus disparates.

En voici d'ailleurs une courte appréciation.

Les observations 1, 4 et 12 sont des dermatites exfoliatrices généralisées vraies.

Les observations 2 et 3 (Er. Wilson), 9 et 10 (Rayer), 11 (Derrécagaix) sont des cas douteux, d'interprétation difficile, et qu'il nous semble impossible de classer.

Les observations 5 et 7 sont des poussées suraiguës développées chez des psoriasiques.

L'observation 6 est une herpétide exfoliatrice de Bazin, consécutive à un psoriasis.

Les observations 8 et 13 sont des érythèmes.

L'observation 14 est un pemphigus foliacé.

Il faut reconnaître que l'auteur ne donne pas tous ces cas comme étant identiques : il en fait des catégories.

Les observations 1, 2, 3 et 4 forment pour lui un premier groupe de dermatites exfoliatrices vraies.

Son second groupe, celui des herpétides exfoliatrices, formé des observations 5, 6 et 7 en est fort voisin.

Puis vient le groupe des pseudo-exanthèmes comprenant les observations 8, 9, 10, 11 et 12 ; il croit qu'elles font partie du même type morbide que les précédentes ; mais il n'ose trop se prononcer.

Quant au cas 13 que M. le Dr Féréol avait considéré comme une dermatite exfoliatrice vraie, il ne sait où le classer.

En discutant son beau cas (obs. 1) il le différencie bien des diverses variétés de psoriasis et du pemphigus foliacé ; mais il commet l'erreur de le considérer comme presque identique à l'herpétide exfoliatrice de Bazin : « On pourrait le publier, dit-il, sous le titre d'herpétide exfoliatrice aiguë » (page 32), et il finit par accepter pour son observation le mot de dermatite exfoliatrice généralisée que lui avait déjà donné son maître, M. le Dr Vidal, d'après Erasmus Wilson.

Dans la deuxième partie, il décrit cette affection : mais voulant y faire rentrer tous les faits qu'il publie, il est obligé d'établir des divisions. De son groupe des pseudo-exanthèmes, il fait une deuxième variété de dermatite exfoliatrice franchement aiguë ou pseudo-exanthématique ; il n'en fait point des érythèmes, parce qu'il trouve des différences réelles entre ses observations et l'érythème scarlatiniforme classique à exfoliation insensible de M. le professeur Hardy, et certes nous verrons plus tard que cette idée un peu modifiée peut être défendue.

Les autres groupes forment la première variété, *dermatite exfoliatrice subaiguë ou chronique*. Celle-ci n'est pas soutenable ; il le comprend si bien qu'il la subdivise en trois sous-variétés, suivant que :

a. — Il y a des phénomènes généraux graves, observation 1.

b. — C'est une maladie primitive avec allures de maladie aiguë, observations 2, 3, 4.

c. — C'est une transformation d'une éruption préexistante, observations 5, 6 et 7.

Contentons-nous de faire remarquer que M. le

Dr Percheron range à côté les uns des autres des faits totalement différents ; aussi, ne peut-il prendre pour caractéristique de son type que deux symptômes principaux : 1° l'étendue et l'abondance de l'exfoliation, 2° la généralisation de l'éruption ; et ce n'est pas suffisant pour caractériser la dermatite exfoliatrice généralisée de M. le Dr Vidal, maladie essentielle : (Voir la deuxième partie de notre travail). Sa description se ressent un peu de ces erreurs ; heureusement il s'est surtout servi pour la faire du cas 1 qu'il avait observé. Voilà pourquoi elle est réellement bonne, aussi lui ferons-nous plus tard quelques emprunts.

Cette étude fut, en France le point de départ d'un certain nombre de mémoires. Dès 1875, M. le Dr Blachez (1), après l'avoir analysée minutieusement, cite un cas qu'il regarde comme analogue à ceux dont nous venons de parler, et que nous considérons comme très difficile à classer, mais qu'après mûre réflexion nous croyons être une herpétide exfoliatrice de Bazin consécutive à un eczéma.

Le 28 janvier 1876, *M. le Dr Féréol* présenta à la Société Médicale des Hôpitaux (2) un cas qui doit être rapproché de ceux dont M. le Dr Percheron a formé sa deuxième variété ou variété pseudo-exanthématique de dermatite exfoliatrice. Son observation est celle d'un jeune homme qui avait été déjà atteint une huitaine de fois de poussées fébriles, suivies d'une rougeur intense généralisée à tout le corps, puis d'une desquamation lamelleuse de huit à quinze jours de durée. Chaque attaque laissait un sillon transversal sur les ongles.

(1) *Gazette hebdomadaire*, 19 mars 1875.
(2) *Union médicale*, 9 mars 1876.

M. le Dr Blachez ayant voulu à ce propos trouver une certaine analogie entre ce fait et le sien, *M. le Dr E. Besnier* prit la parole en ces termes (1).

« Je ne voudrais pas laisser s'accréditer cette opinion
« qu'il y a lieu d'établir une analogie entre l'herpétide grave
« dont M. Blachez vient de retracer l'histoire, et le pseudo-
« exanthème de M. Féréol, et je ne puis omettre de faire
« remarquer que la dénomination de dermatite est nosolo-
« giquement impropre aux deux faits à la fois.... La dermo-
« pathie dont le malade de M. Féréol offre un exemple très
« fruste..., est un pseudo-exanthème, un érythème desqua-
« matif ou exfoliant, scarlatiniforme, et il est à la fois
« inutile et peu médical d'appliquer à une semblable
« affection la dénomination de dermatite, inexacte au point
« de vue de la nosographie, et absolument mauvaise sous le
« rapport nosologique. »

L'éminent médecin de l'hôpital Saint-Louis, attaqua ensuite, d'une façon indirecte, la thèse de M. le Dr Percheron et les confusions qui y sont faites. Il sembla même dans son argumentation vouloir supprimer complètement du cadre nosologique le mot dermatite exfoliatrice. Aussi M. le Dr Vidal vint-il affirmer de nouveau que ce terme devait être réservé à la variété de dermatose dont était atteint le malade qu'il avait montré dix-huit mois auparavant à la Société.

Il était donc évident qu'à cette époque déjà ce cas formait pour notre excellent maître un type bien à part, bien distinct surtout des érythèmes scarlatiniformes récidivants de MM. les Drs Besnier et Féréol. C'est ce que n'ont pas du tout compris les auteurs suivants, quoiqu'ils aient été inspirés par cette discussion, et par la thèse de M. le Dr Percheron.

(1) *Union médicale*, 1876, page 387 et suivantes.

C'est ainsi que *M. le Dr Tremblay* (1) décrit avec assez de soin les érythèmes desquamatifs à répétition, et leur reconnaît trois grands caractères : 1º La généralisation de l'affection ; 2º La desquamation par larges lambeaux ; 3º Les récidives fréquentes. Il essaie de les différencier de l'herpétide exfoliatrice de Bazin, du psoriasis scarlatiniforme, de l'eczéma rubrum généralisé, du psoriasis rubra aigu de Bazin, et même du pityriasis rubra de Hebra et de Devergie. Jusque-là, rien de mieux ; il répète toute l'argumentation de MM. Féréol et Besnier contre la thèse de M. le Dr Percheron. Mais il a le malheur de vouloir aller plus loin, et n'ayant pas compris la restriction, sur laquelle nous venons d'insister, de M. le Dr Vidal, il fait rentrer dans son groupe les observations 1, 2, 3, 4 et 12 de M. le Dr Percheron, c'est-à-dire tous les cas disparates dans lesquels la desquamation dure plusieurs mois, et dans lesquels il n'y a pas de récidives notées.

« Nous pensons, dit-il, que les cas de dermatitis squamosa
« rubra de Wilson pourraient bien n'être que des éruptions
« érythémateuses desquamatives. » (Voir page 16.)

Il est dès lors obligé d'admettre pour son érythème desquamatif une forme chronique dans laquelle l'exfoliation lamelleuse persiste pendant plusieurs mois. La généralisation que M. le Dr Percheron a faite pour la dermatite exfoliatrice, a donc été faite par M. le Dr Tremblay pour l'érythème desquamatif scarlatiniforme. Il serait assez juste de dire que ces deux auteurs ont décrit de la même manière les mêmes faits en leur donnant des noms différents.

(1) Thèse de Paris, 1876, sur *l'érythème desquamatif scarlatiniforme.*

Nous n'analyserons pas les thèses de MM. les Drs *Colard* (1) et *Bussy* (2), car elles ne sont qu'une répétition du travail précédent. Les pityriasis rubra de Devergie et de Hebra, les cas d'Erasmus Wilson, de Vidal et de Percheron, toutes les éruptions généralisées rouges enfin, ne sont plus que des érythèmes. A la suite de ces travaux, il nous faut citer un fait intéressant publié à la même époque en Allemagne par *Klamann* (3) sous le nom de desquamation scarlatineuse de longue durée, deuxième récidive. Nous nous réservons d'y insister plus tard.

Tandis qu'en France on subissait l'influence de la thèse de M. le Dr Percheron et des discussions auxquelles elle avait donné lieu, *G. Herry Fox* s'occupait de cette question en Amérique (4) ; il est incontestable qu'il l'a étudiée à fond ; il revendique pour Rayer le mérite d'avoir donné le premier, sous le nom de pityriasis général, une description complète du pityriasis rubra : (V. plus haut) : il croit qu'on a fait rentrer dans ce groupe les maladies les plus différentes. Mais il se contente d'exposer ces généralités et de donner une observation que le manque de détails ne nous permet pas de classer.

C'est une éruption qui a débuté il y a deux ans par de la rougeur et de la desquamation vers les poignets, qui a mis plusieurs mois à se généraliser, puis qui s'est caractérisée par une rougeur intense du derme avec desquamation foliacée très abondante de l'épiderme, et par une chute temporaire des cheveux pendant l'hiver. Mais les autres symptômes et surtout la marche ne sont

(1) Colard, Thèse de Paris 1877 ; de *l'érythème scarlatinoïde généralisé*.
(2) Bussy, Thèse de Paris 1879, sur *l'exanthème scarlatiniforme*.
(3) *Jahrb. f. Kinderheilk.* 2 und 3 *Heft*, page 353, 1877.
(4) *Arch. of dermatology*, New-York, 1875.

pas assez nettement indiqués pour que l'on puisse conclure. L'auteur croit d'ailleurs que les termes dermatite
exfoliatrice et pityriasis rubra désignent une seule et
même affection primitive, essentielle, sans doute d'origine nerveuse, et voisine comme nature du pemphigus
foliacé.

Vers la même époque, *J. Edw. Sparks* publiait (1) un
fait très intéressant, (v. plus loin, observation 7) qu'il
appelle dermatite exfoliatrice généralisée ou pityriasis
rubra, et qu'il rapproche avec juste raison de ceux de
M'Ghie, Gairdner, Wilks et Vidal. Il fait observer que
ces cas s'accompagnent de fièvre, qu'ils ont l'air d'affections générales, et il en discute l'essentialité de la façon
la plus remarquable.

La communication que fit M. le Dr *Magee Finny* à la
Société Médicale du collège des médecins de Dublin
le 9 février 1876 (2), ne jeta que peu de lumière sur la
question. L'auteur se contente d'y citer les opinions qui
ont eu cours avant lui ; il pense que le terme *dermatite
exfoliatrice* est plus scientifique que celui *de pityriasis
rubra*, et il croit nécessaire de décrire comme M. le
Dr Percheron une forme aiguë et une forme chronique
de l'affection. Il fait rentrer dans la forme aiguë tous les
cas qui s'acompagnent de fièvre (cas de *Sparks, Gairdner
et Vidal*) ; et dans la forme chronique tous les autres cas,
en particulier le type de Hebra. Qu'on ne croie pas pour
cela qu'il établisse quelque distinction fondamentale.

« La maladie est une, nous dit-il, et les différences dans
« les descriptions sont dues aux divers points de vue aux-
« quels se sont placés les observateurs. »

(1) *British Med. Journal*, 6 nov. 1875.
(2) *The Dublin Journal of medical science*, p. 252 et suivantes, 1876.

Le cas qu'il donne comme exemple de la forme chronique de l'affection est des plus discutables ; il serait fort possible que ce ne fût qu'une poussée aiguë d'eczéma ou de psoriasis simulant l'herpétide exfoliatrice de Bazin.

Il en est de même du cas que le D^r *M'Call Anderson* présenta le 13 novembre 1877 à la Société clinique et pathologique de Glasgow sous le nom de pityriasis rubra. Ce n'est également qu'un psoriasis invétéré datant de onze ans et demi, et devenu, après de nombreuses attaques, généralisé et foliacé.

On comprend qu'il soit assez facile de trouver de pareils cas de pityriasis rubra ; aussi voyons-nous les faits isolés se multiplier.

R. K. Hinton publie (1) en Amérique trois cas de guérison de cette affection ; il est vrai que son mémoire est discuté presque aussitôt par Henry Fox (2) qui élève les doutes les plus sérieux sur la valeur des diagnostics. *Edison* (3) à la Société médico-chirurgicale de Leeds, cite, mais ne fait que citer plusieurs cas de dermatite exfoliatrice, maladie autrefois appelée, dit-il, pityriasis rubra.

Harnden (4) sous le titre de *exfoliative dermatitis or pemphigus*, publie un fait qui semble se rapprocher des deux observations de Devergie, et qu'on ne peut discuter faute de détails nécessaires.

Il en est de même du cas de *Gamberini* (5) qui semble

(1) *Philadelphia medical Times*, 14 septembre 1877, p. 585.
(2) *Arch. of dermat. de Bulkley*, New-York, 1878, p. 151.
(3) *British med. Journal*, 8 novembre 1879.
(4) *New-York, Med. Record*, 1880, p. 496.
(5) *Giornale italiano delle malattie - veneree e della pelle*, Agosto, 1881, p. 209.

pourtant avoir été une dermatite exfoliatrice, mais qui
est beaucoup trop incomplet.

Cependant on trouve dans le nombre des mémoires
d'une plus grande valeur, ceux de *John W. Byers*, et de
Duhring par exemple.

Le premier de ces deux auteurs a décrit (1) sous le
nom de pityriasis rubra associé à de l'ichthyose, un cas
fort remarquable dans lequel il s'agit d'une jeune fille
de vingt ans, ichthyosique depuis sa naissance, qui prit
froid le 14 avril 1879, et vit quelques jours après sa
poitrine devenir rouge ; en peu de temps, cette rougeur
envahit tout le corps, et, dès le mois de mai, il se fit
une desquamation en larges écailles. Elle entra, en cet
état, à l'hôpital, le 23 septembre, et elle y resta près de
huit mois sans amélioration sensible ; elle voulut sortir,
eut chez elle une nouvelle poussée aiguë, puis une abondante transpiration qui fut suivie d'une amélioration
réelle. D'ailleurs, la santé générale fut toujours excellente ; il n'y eut qu'un léger degré de prurit ; les ongles
des mains étaient fort épaissis ; il semble qu'il y ait eu
un peu d'alopécie.

Pour nous, il est incontestable que c'est une maladie
primitive, (car l'ichthyose n'est qu'une difformité cutanée) ; elle n'est comparable ni au pityriasis pilaris, ni
au type de Hebra à cause de la rapidité du début et de
la largeur des squames, ni à un érythème scarlatiniforme, ni au type Erasmus Wilson-Vidal à cause de sa
longue durée ; cependant nous croyons que ce dernier
point est à réserver. Nous pensons que c'est un fait
dont on doit tenir grand compte, mais dont on ne

(1) *Medical Times and Gazette*, 25 septembre 1880, p. 374.

— 50 —

pourra tirer parti que plus tard, après en avoir observé
d'autres semblables.

Il en est un peu de même de celui que *Duhring* (1) a
cité en 1880 dans une leçon sur le pityriasis rubra, et
qui pour nous est encore un de ces faits que l'on pourrait appeler d'attente ; on le trouvera in-extenso à la fin
de notre étude sur la dermatite exfoliatrice généralisée,
car il nous paraît se relier assez étroitement à cette affection. L'auteur américain lui avait donné le nom de pityriasis rubra, malgré la Société dermatologique de
New-York, qui avait décidé en 1879 (2) de remplacer désormais le terme impropre de pityriasis rubra par celui
de dermatite exfoliatrice.

Pour Duhring, en effet, ces deux mots ne sont plus
synonymes. Dans son traité des maladies de la peau (3),
après avoir donné une description du pityriasis rubra
semblable à celle de Tilbury Fox, il range dans un chapitre à part sous le nom de *Dermatitis exfoliativa* les cas
les plus disparates que l'on puisse imaginer, et que
d'ailleurs il considère comme tels. (Voyez pages 306 et
307 ; édition américaine.) En 1880, *M. le D Liveing* (4)
a réédité dans la 2ᵉ édition de son livre, l'idée première
d'Erasmus Wilson que le pityriasis rubra n'est qu'une
forme particulière d'eczéma. Il s'est efforcé de le prouver en disant qu'il a trouvé dans plusieurs cas par l'examen microscopique des traces d'exsudat desséché sur
la surface inférieure des écailles :

« L'exsudation, dit-il, est sous-épidermique et si peu

(1) *Philadelphia Medical Times*, 17 January, 1880, page 181, *Clinical lecture on pityriasis rubra*.

(2) *Archives of Dermatology* : New-York, april 1879, p. 142.

(3) *Practical treatise on diseases of the Skin*, 1880, p. 302.

(4) *Hand book of the diagnosis of skin diseases*, 2ᵉ édition, 1880, page 121.

« abondante qu'elle se dessèche avant que les écailles
« soient complètement séparées; c'est même là, ajoute-
« t-il, la cause principale de la grande rapidité de l'exfo-
« liation. »

Les travaux que nous avons passés en revue depuis
la thèse de M. le Dr Percheron et depuis l'œuvre de
Tilbury Fox, n'ont pour la plupart que peu d'importance, et ne parlent le plus souvent que d'un fait isolé;
mais de 1878 à 1881, ont paru en Angleterre cinq
mémoires considérables sur la question qui nous occupe.
Le dernier en date, celui de M. le Dr *Stephen Mackenzie* (1), n'est pas encore publié. Nous avons écrit à l'auteur pour avoir des renseignements, et avec une cour-
toisie dont nous ne saurions trop le remercier, il a eu
l'extrême obligeance de nous communiquer une de ses
quatre observations, la deuxième, qui est un bel exemple de dermatite exfoliatrice généralisée (type Wilson,
Vidal), et que l'on trouvera plus loin in-extenso (Obser-
servation V). Les quatre autres mémoires que nous
allons étudier aussi brièvement que possible sont ceux
d'*Hutchinson* (2), de *Buchanan Baxter* (3), d'*Allan
Jamieson* (4) et de *Pye-Smith* (5).

M. le professeur *Hutchinson* donne cinq cas personnels dont l'analyse est fort difficile, car ils sont tous
incomplets; aussi est-il presque impossible de les
classer.

(1) *Medical society of London*, séance du 21 novembre 1881, *The Lancet*,
3 décembre 1881, p. 951.

(2) *Clinical lecture on certain rare diseases of the Skin*, tome I, 1878,
page 240 et suivantes.

(3) *British med. journal*, 19-26 juillet 1879.

(4) *Edimburgh med. journal*, 1880, page 879.

(5) *Guy's hospital Reports*, tome 25, third serie, page 205, 1880-1881.

Le cas 1, (Case of M^rs. Nelham), est un cas de rougeur généralisée avec desquamation pityriasique à début brusque, à longue durée, sans chute de phanères, avec sécrétion séborrhéique dans le cuir chevelu, et terminé par la guérison.

Dans le cas 2, (Case of M^rs. Sargeant), il s'agit d'une éruption rouge généralisée avec exfoliation lamelleuse, dont on ne donne ni la marche, ni la durée.

Le cas 3, (Case of M. T.), est probablement un pityriasis pilaris (type Richaud).

Le cas 4, (Canadian's case), est sans doute une variété de la même affection.

Le cas 5, (Case of M^rs. Lewis), n'est peut-être qu'une variété de psoriasis.

Sa conception du pityriasis rubra n'est pas très facile à saisir.

Il accepte ce nom de préférence à tout autre, et loin de vouloir faire des distinctions, il trouve que les descriptions des auteurs qui l'ont précédé ne sont pas assez générales; pour lui la maladie varie dans de larges limites; il fait un crime à Hebra de n'admettre que des faits où l'éruption est généralisée (page 252). Il pense qu'il y a des formes incomplètes de l'affection (page 253); qu'il y a même des formes hybrides (Observation 5); aussi (page 266) croit-il que : « C'est une faute de réclamer « pour elle l'entité indépendante. »

Il ne veut pas d'un type qui ne serait établi que sur l'état de la peau. Pour lui, les caractères essentiels du pityriasis rubra, sont :

« Son apparition chez des personnes bien portantes, sa « tendance à devenir universel et sa résistance à tout trai- « tement; on pourrait y ajouter peut-être, quoique ces

« caractères soient moins constants, son évolution plus ou
« moins longue vers la mort ou vers une guérison spontanée,
« suivie d'ordinaire de rechutes moins fortes que la pre-
« mière attaque... Toute éruption présentant ces caractères,
« fait partie du groupe, qu'elle soit sèche ou humide, qu'elle
« débute par des papules, des vésicules ou des plaques
« érythémateuses, qu'elle soit prurigineuse ou non ; car ces
« différences dans les manifestations extérieures ne tiennent
« qu'au malade. » (Pages 271-272.)

« ..... Je rapproche du groupe pityriasis rubra le pem-
« phigus foliacé, certains cas rares d'eczéma diffus ou de
« psoriasis qui se terminent fatalement, quelques formes
« de senile psoriasis palmaris, d'onychitis et de lichen
« psoriasis.. » (Page 272).

Il termine enfin en émettant l'hypothèse que la cause
du pityriasis rubra pourrait bien se trouver dans une
lésion de la moelle épinière.

Nous nous contenterons de faire remarquer que ces
vues si générales nous semblent prématurées, quand
on s'occupe d'un groupe aussi peu connu et composé de
faits aussi disparates ; nous en sommes encore à l'analyse, et nous devons nous contenter d'en faire.

Aussi, à notre avis, le mémoire de M. le Dr *Buchanan
Baxter*, a-t-il été beaucoup plus utile ; dans ce travail
important qui est intitulé : *Remarques sur la dermatite exfoliatrice généralisée*, cet auteur publie in-extenso
cinq observations nouvelles, et analyse dix-huit autres
cas. Il divise tous ces faits en quatre catégories :

La première (groupe **A**), se compose des dermatites
exfoliatrices généralisées dites primitives ; il y range :

ÉNONCÉ DES CAS.	LEUR APPRÉCIATION.
1° Le premier cas de Hans Hebra.	Pityriasis rubra (sens de F. Hebra.)

ÉNONCÉ DES CAS.	LEUR APPRÉCIATION.
2° Le deuxième de H. Hebra.	Pityriasis rubra probable.
3° Celui de Norman Moore.	id.
4° Celui de Sparks.	Dermatite exfoliatrice généralisée (sens de Vidal, Wilson.)
5° Le premier cas de Hutchinson.	Douteux.
6° Le premier cas d'Erasmus Wilson.	id.
7° et 8° Les deux cas de Devergie.	id.
9° Son premier cas.	Probablement dermatite exfoliatrice généralisée.

La deuxième (groupe B), comprend les dermatites exfoliatrices consécutives (Supervening on) à l'eczéma ;

Il y range :

ÉNONCÉ DES CAS.	LEUR APPRÉCIATION.
10° Le 3° cas de H. Hebra.	Douteux.
11° Cas 1er de Percheron.	C'est une dermatite exfoliatrice généralisée primitive. (1)
12° Cas d'Erasmus Wilson.	Dermatite exfoliatrice généralisée. (L'interprétation de Buchanan est vraie pour nous.)
13° Cas 2° d'Erasmus Wilson.	Douteux.
14° Cas de Magee Finny.	Herpétide exfoliatrice de Bazin possible.
15° Cas de Blachez.	id.

(1) Buchanan Baxter s'est trompé en traduisant l'observation ; c'est ce qui explique son erreur d'interprétation. Il a compris que le malade était sujet à de l'eczéma du cuir chevelu depuis l'âge de quinze ans, tandis que c'est jusqu'à l'âge de quinze ans qu'il a eu de la gourme.

ÉNONCÉ DES CAS.	LEUR APPRÉCIATION.
16ᵉ Cas 2ᵉ de Buchanan Baxter.	L'interprétation peut être vraie quoique discutable.
17ᵉ Cas 3ᵉ de Buchanan Baxter.	Dermatite exfoliatrice généralisée.

La troisième (groupe C), comprend les dermatites exfoliatrices consécutives au psoriasis et au lichen :

ÉNONCÉ DES CAS.	LEUR APPRÉCIATION.
18ᵉ Cas de Guibout (publié par Percheron.)	Herpétide exfoliatrice.
19ᵉ Cas de Fagge.	Nous n'avons pas pu nous le procurer.
20ᵉ Cas 4ᵉ de Buchanan Baxter (consécutif au lichen.)	Douteux.

La quatrième (groupe D), comprend les dermatites exfoliatrices consécutives au pemphigus :

ÉNONCÉ DES CAS.	LEUR APPRÉCIATION.
21ᵉ Cas de Sherwell.	Douteux.
22ᵉ Cas de Fagge.	Nous n'avons pas pu nous le procurer.
23ᵉ Cas 5ᵉ de Buchanan.	Sorte d'érythème bulleux, mais il y a eu chute des ongles. (Douteux.)

On voit donc que M. le Dʳ Buchanan Baxter, tente une première grande division du groupe, en dermatite exfoliatrice primitive et dermatite exfoliatrice secondaire. Cette distinction aurait fait faire un pas énorme à la question s'il avait persisté à la maintenir, car il aurait éliminé ainsi tous les cas d'herpétides exfoliatrices ou de poussées aiguës généralisées sur une maladie antérieure, qui ont été placés dans le pityriasis

rubra. Malheureusement il croit que ces formes d'éruption sont constituées par une dermatite exfoliatrice
généralisée (maladie essentielle) venant se surajouter
(supervening on) à une dermatite antérieure ; et, à la fin
de son travail, il s'exprime en ces termes :

« Une comparaison de tous les cas précédents que j'ai
« réunis pour les éclairer les uns par les autres, donne une
« grande probabilité à l'opinion que la dermatite exfoliatrice
« généralisée qui arrive comme maladie primitive, est
« substantiellement identique avec celle qui éclate acciden-
« tellement dans le cours de certaines affections cutanées,
« et que beaucoup, sinon la plupart des cas, rapportés sous
« les noms d'eczema squamosum universale, d'eczema
« foliaceum, de psoriasis diffusa seu universalis ; de lichen
« ruber universalis, de pemphigus foliaceus, etc..... sont
« des exemples d'un seul et même état morbide..... Les
« insurmontables difficultés qu'il y a à distinguer les diffé-
« rentes formes de dermatite exfoliatrice les unes des autres
« sont très évidentes dans la bonne monographie de M. Per-
« cheron..... Les différences entre la dermatite exfolia-
« trice et les affections secondaires, desquelles il cherche à
« la distinguer, ne sont pas plus tranchées ni plus impor-
« tantes que celles que l'on peut tracer entre deux cas de
« dermatite exfoliatrice primitive. »

Cette phrase est vraie dans l'état de confusion où se
trouve le groupe, et Buchanan Baxter a fort bien compris que la dermatite exfoliatrice primitive telle qu'il
l'entend, c'est-à-dire synonyme de pityriasis rubra, n'est
pas homogène. Comparant au début de son travail son
cas 1, qui est peut-être une réelle dermatite exfoliatrice
généralisée (sens Wilson-Vidal) au pityriasis rubra de
Hebra, il conclut à l'entière différence des deux types.
Malheureusement encore, il n'ose poursuivre les conséquences de cette opinion si juste, et il l'abandonne tout

de suite en disant que l'usage indistinct que font tous les auteurs anglais des termes dermatite exfoliatrice et pityriasis rubra est justifié par l'existence de nombreuses formes intermédiaires aux deux séries.

Il n'en est pas moins vrai que Buchanan Baxter a compris :

1° Qu'il fallait séparer le pityriasis rubra de Hebra, maladie chronique, des faits plus aigus que l'on a vaguement désignés jusqu'à ce jour, sous le nom de dermatite exfoliatrice généralisée ;

2° Qu'il était nécessaire de distinguer les maladies primitives des maladies secondaires.

Les auteurs suivants n'ont pas accordé à ce travail toute l'importance qu'il méritait ; nous en trouvons à peine quelques traces dans celui d'*Allan Jamieson*. Cet auteur se contente en effet d'y prétendre que les cas qu'il publie appartiennent tous à une classe plus vaste que le pityriasis rubra de Hebra, et qui renferme le type primitif du dermatologiste viennois.

Voici le tableau de ses observations :

NOM DONNÉ PAR ALLAN JAMIESON.	LEUR APPRÉCIATION.
Cas 1er. Dermatite exfoliatrice généralisée chronique.	Eczéma antérieur. Il est possible que ce ne soit qu'un *eczéma généralisé*, mais l'observation est trop incomplète pour conclure.
Cas 2. (1) Dermatite exfoliatrice généralisée, urticaire géant, pityriasis pilaris.	Probable : (voir plus loin l'observation in-extenso).

(1) Publié déjà au 46e meeting annuel de l'Association médicale Anglaise, 1878. Voir le *British medical journal*, 31 août 1877.

NOM DONNÉ PAR ALLAN JAMIESON.	LEUR APPRÉCIATION.
Cas 3. Dermatite exfoliatrice généralisée récidivant après un intervalle de 3 ans.	Cas à réserver ; il n'y a pas assez de détails, *l'interprétation paraît bonne cependant.*
Cas 4. Dermatite exfoliatrice généralisée, de 13 ans de durée, non influencée par le traitement.	Début à 9 ans, depuis toujours pris avec alternatives de bien et de mal. Sur le dos des phalanges amoncellement d'épiderme autour des poils. *Pityriasis pilaris (type Richaud.)*
Cas 5. Dermatite exfoliatrice aiguë avec tendance à la formation de bulles imparfaites ; mort de broncho-pneumonie.	Eruption de 11 jours, érythémateuse puis un peu bulleuse, à la suite d'administration de fortes doses de chloral. *Eruption médicamenteuse probable.*
Cas 6. Myélite spinale aiguë, dermatite générale aiguë, suivie de desquamation ; guérison.	Eruption de 8 à 10 jours, érythémateuse en plaques, puis un peu desquamative survenue à la suite d'administration de chloral, de bromure de potassium et de salicylate de soude. Eruption médicamenteuse probable.

Cette analyse succincte est la démonstration la plus claire qu'il soit possible de faire de l'état de confusion absolue où l'on est en Angleterre sur cette question. Est-il possible en effet de trouver un lien entre ces six cas, et surtout entre le quatrième et le cinquième ?

Le dernier mémoire anglais, dont il nous reste à

parler, et qui est intitulé *Dermatitis exfoliativa or Pityriasis rubra* est des plus considérables. Il est évident que M. le Dr *Pye-Smith* a longuement étudié la question.

L'historique qu'il en donne est, malgré quelques oublis, réellement remarquable comme œuvre d'analyse et de critique ; il devrait être cité en entier. Pour le compléter, il donne un tableau de quarante cas connus jusqu'à lui de pityriasis rubra ; on y trouve confondus les faits de Rayer, de Devergie, de F. et H. Hebra, de M'Ghie, de Wilks, de Fagge, d'Erasmus Wilson, de Norman Moore, de Sparks, de Percheron, etc., etc.

Il ne reste pour les avoir tous passés en revue qu'à examiner ceux qui lui sont personnels.

NOM DONNÉ PAR PYE SMITH.	LEUR APPRÉCIATION.
Cas 28. Acute general dermatitis. (1)	Mort après quatre jours, d'une éruption généralisée aigue et desquamative. *Il nous parait impossible de conclure.*
Cas 36. Pityriasis rubra de Hebra.	Interprétation vraie.
Cas 37. Dermatite exfoliatrice généralisée.	Eruption à début brusque, fébrile, généralisée, mais fort suintante. *Pas assez de détails pour conclure.*
Cas 38. Dermatite exfoliatrice généralisée.	Ressemble fort à une dermatite exfoliatrice généralisée, mais antécédents d'eczéma, et *pas assez de détails pour conclure.*

(1) Publié déjà dans *Guy's hospital Reports*, 1877, third serie, tome XXII, page 168.

NOM DONNÉ PAR PYE SMITH.	LEUR APPRÉCIATION.
Cas 39. Pityriasis rubra. Cas 40. Pityriasis rubra. } mère et fille, fait d'hérédité	*Interprétation probable,* quoiqu'il n'y ait pas assez de détails.

Comme tous les auteurs sérieux qui l'ont précédé, M. le Dr Pye-Smith est frappé du peu de ressemblance de ces quarante observations : « Chaque cas nouveau, « dit-il, a ajouté quelque nouvel obstacle à faire des « généralisations satisfaisantes. » Aussi cherche-t-il lui aussi, comme M. le Dr Percheron, comme M. Buchanan Baxter, à établir des divisions. « Les traits ana- « tomiques caractéristiques de la dermatite, dit-il, dans « ses conclusions, peuvent se présenter localisés ou « généralisés, sous la forme d'une attaque aiguë sou- « daine ayant une évolution courte et favorable, (cas « de Sparks), sous la forme d'une série d'attaques « aiguës récurrentes, (cas de M'Ghie), ou comme une « maladie chronique dès le début. » (Type de Hebra).

S'il s'en était tenu là ou plutôt, s'il avait insisté sur ces distinctions excellentes, Pye-Smith aurait éclairé un des côtés de la question ; mais il en est de lui comme d'Erasmus Wilson, comme de Percheron, comme de Buchanan Baxter, il ne fait que soulever un coin du voile pour le laisser aussitôt retomber. Il considère en effet les quarante cas qu'il cite comme étant tous une seule et même entité morbide, le pityriasis rubra, et il se borne à en séparer les formes suivantes :

1o Une dermatite aiguë universelle à évolution très-rapide, sans récurrence, ressemblant à des poussées d'eczéma aigu ; 2e Les cas dans lesquels le psoriasis devient général et invétéré, tout en conservant encore

la forme caractéristique de ses écailles et sa propriété
d'être curable par l'arsenic ; 3° Une dermatite exfoliatrice locale qui diffère de l'eczéma par ses bords nets,
par l'abondance et la grandeur de ses squames ; 4° Le
pemphigus foliacé.

Ce travail consciencieux peut donc être considéré
comme un bon exposé de l'état actuel de la question. Il
ne tient pas compte de la réaction qui a déjà commencé
à s'opérer en France à cette époque ; mais il écarte du
groupe certaines affections fort différentes qui y avaient
été confondues, grâce au terme si élastique de dermatite
exfoliatrice. A quelles erreurs d'interprétation ne doit-on
pas arriver en effet, en ne considérant, comme l'ont fait
certains auteurs, que sa signification littérale. *Inflammation du derme accompagnée de desquamation !*

C'est ainsi qu'on a décrit sous ce nom ; M. le Dr *Lancereaux* (1), une sorte d'éruption chronique avec desquamation lamelleuse des mains et des jambes d'origine
nerveuse ; *Ritter von Rittershain* (2) une affection grave
des nouveaux-nés, commune à Prague, sorte de pemphigus qui dure une semaine, et tue la moitié des enfants
atteints ; *Duncan Bulkley* (3) une affection récurrente
des pieds et des mains etc., etc... Aussi comprend-on
pourquoi M. le Dr Pye-Smith a distingué les quatre
catégories que nous avons citées, et dans lesquelles
rentrent d'ailleurs les faits précédents.

Il n'en est pas moins vrai que tel qu'il le conçoit encore,
son pityriasis rubra est un caput mortuum où se trouvent

(1) *Union médicale*, 1874, n° 78.

(2) *Centralzeit. f. Kinderheilk*, oct. I. 1878, p. 3. Voir appréciation de Behrend, *Vierteljahr. für Dermat. und Syph.* 1879, p. 191, 2 Heft.

(3) *Archiv. of dermatology*, New-York, July 1878, p. 227.

mêlés et confondus, ainsi que nous avons cherché à l'établir, le pityriasis rubra aigu et le pityriasis pilaris de Devergie, le pityriasis rubra universalis chronique de Hebra, la dermatite exfoliatrice généralisée (type Wilson-Vidal), des érythèmes desquamatifs, enfin l'herpétide exfoliatrice de Bazin, et d'autres cas mal connus, mal observés, qu'il nous a été impossible de classer.

Telle est la situation en Angleterre et en Amérique. Est-elle meilleure en France ? Ici il faut distinguer. Il est incontestable que ce sujet n'y est généralement pas connu dans tous ses détails, et nous n'avons pour nous en convaincre qu'à ouvrir un des travaux les plus récents et les plus remarquables de notre école, la thèse inaugurale de notre collègue et ami M. le Dr Leloir (1). Dans le chapitre intitulé *Dermite exfoliatrice*, nous y trouvons en effet rangées à côté les unes des autres, les observations d'Hutchinson, de Buchanan Baxter, d'Allan Jamieson, de Lancereaux, et des faits de M. le Dr Quinquaud sur lesquels nous allons revenir. Mais il n'en est pas moins vrai que depuis l'étude de M. le Dr Percheron, MM. Besnier, Vidal et Quinquaud, par leurs idées personnelles et par les travaux qu'ils ont inspirés, ont inauguré une ère nouvelle, toute française, que nous allons exposer maintenant, et que nous appellerons la *troisième période* ou *période d'analyse* du pityriasis rubra.

(1) *Recherches cliniques et anatomo-pathologiques sur les affections cutanées d'origine nerveuse*, Thèse de Paris, 1882, p. 101-102.

TROISIÈME PÉRIODE DU PITYRIASIS RUBRA.

PÉRIODE D'ANALYSE.

En 1873, M. le Dr *Besnier* observa dans son service, à l'hôpital Saint-Louis, un cas d'éruption pityriasique avec cônes épidermiques autour des poils, qu'il considéra comme étant le pityriasis pilaris de Devergie ; à la fin de 1876, il fit le même diagnostic sur un autre malade, quoique son aspect fût un peu différent, et qu'il fût atteint d'une affection desquamative rouge généralisée. Ce fut alors qu'il engagea son élève, M. le Dr *Richaud* à prendre ce sujet pour thèse inaugurale.

Dans ce travail fort remarquable, l'auteur déclare d'abord reprendre l'idée première de Devergie ; mais ensuite (pages 53, 57) il reconnait avec raison qu'il entend l'affection tout autrement que lui. On sait en effet, (voir plus haut) que pour Devergie le pityriasis pilaris était une affection locale, épiphénomène d'une autre affection, le pityriasis rubra. Cette opinion a été depuis soutenue par les auteurs anglais, en particulier par Tilbury Fox. Pour M. le Dr Richaud au contraire, la lésion n'est pas complexe, elle est une ; le pityriasis pilaris est une maladie essentielle qui existe dans l'organisme à l'exclusion de toute autre ; de telle sorte que la rougeur généralisée du corps avec la desquamation qui l'accompagne est du pityriasis pilaris au même titre que les cônes épidermiques circumpilaires, et non du pityriasis rubra comme le voulait Devergie. Je ne sais si on saisit bien la différence; pour nous, elle est capitale. On comprend dès lors que c'est une entité morbide nouvelle créée et séparée du groupe primitif, le pityriasis rubra, dont elle faisait partie pour les dermatologistes antérieurs. M. le Dr Richaud ne paraît pas avoir bien saisi toute l'importance de ce point. Il aurait dû surtout insister sur la discussion du pityriasis rubra quand il a différencié des autres types morbides le type qu'il créait, puisque jusqu'alors il avait été confondu avec cette affection ; et il en a dit à peine quelques mots. (v. p. 69).

Ajoutons qu'il n'a peut-être pas exposé avec assez de détails la marche et les diverses phases de la dermatose dont il a si bien décrit la période de généralisation totale. En analysant les observations de Devergie et surtout celle de Tilbury Fox qu'il n'a malheureusement pas publiée en entier, il aurait pu en effet en tirer la conclusion fort importante que l'état local appelé par ces deux auteurs pityriasis pilaris, et considéré par lui comme caractéristique de l'affection, peut ne pas exister à toutes ses périodes. Ce n'est pas seulement au début que ce symptôme peut manquer, mais dans des phases ultérieures, après une ou plusieurs poussées de généralisation totale, et alors la maladie peut ne se manifester que sous la forme d'une rougeur rosée ou un peu cuivrée du derme avec exfoliation lamelleuse abondante, plus ou moins étendue, mais le plus souvent disposée en plaques limitées par un bord assez net, (voir musée de Saint-Louis n° 33). C'est ce qui explique pourquoi beaucoup d'auteurs anglais, Hutchinson en particulier, insistent tant dans leurs ouvrages sur ce que certaines formes de pityriasis rubra peuvent rester fort longtemps localisées, quoiqu'elles se caractérisent toujours par une éruption rouge, lamelleuse, sèche, et qu'elles aient tôt ou tard de la tendance à avoir des périodes de généralisation. Ce point si obscur de la dermatologie anglaise devient assez clair, si l'on songe qu'ils confondent avec le pityriasis rubra le pityriasis pilaris de MM. les Drs Besnier et Richaud. Comme tous les créateurs, ce dernier s'est donc trop attaché à décrire l'état parfait, si je peux m'exprimer ainsi, de sa maladie; il a réussi à établir un type morbide bien tranché ; mais il n'est peut-être pas allé aussi loin dans la discussion des faits qu'il l'aurait pu, et il a donné trop d'importance aux lésions circumpilaires qui manquent toujours en certains endroits atteints, les paumes des mains par exemple (1), et peuvent même faire complètement défaut.

Quoiqu'il en soit, toutes ces objections ne portent que sur des points de détail. Il reste acquis ce fait fondamental qu'une entité morbide bien définie, jusqu'ici confondue dans le pityriasis rubra, a été décrite à part et fortement constituée. C'est donc un commencement d'analyse, et c'est bien ainsi que le comprend *M. le Dr Besnier* :

Voici en effet comment il s'est exprimé en 1881 dans une note de l'ouvrage de Kaposi (2) :

« Dans l'état actuel, la description du pityriasis rubra ne

(1) Nous avons eu l'honneur d'entendre M. le Dr Lailler faire lui-même cette objection.

(2) Kaposi M. *Leçons sur les maladies de la peau*. Traduction Doyon, Besnier, tome I, page 520, note 1.

9

« doit pas comprendre une seule espèce, mais en indiquer
« au moins deux, le pityriasis rubra simple (celui de Hebra)
« et le pityriasis rubra pilaire (pityriasis pilaris de Déver-
« gie)..... Pour nous, au moins à titre provisoire, le genre
« pityriasis compris comme Hebra l'a justement précisé,
« renferme deux espèces : la première, le pityriasis rubra
« simple, comprend des variétés frustes et beaucoup plus
« légères que celle qui répond au type de Hebra. La seconde
« est la maladie de Devergie que nous dénommons pityriasis
« rubra pilaire (1), affection d'une grande ténacité et réci-
« divant à la manière du pityriasis rubra lisse, mais curable.
« Toutes ces affections présentent ce caractère commun,
« c'est que le seul médicament interne un peu utile
« nous a paru être l'acide phénique à dose élevée, 0.80
« à 1 gr. 20. »

La classe I ou pityriasis rubra simple de M. le
Dr Besnier, ne comprend plus pour lui ni les herpétides
exfoliatrices de Bazin, ni les dermatites exfoliatrices de
Wilson, Percheron (2) : pour le savant médecin de l'hôpital Saint-Louis, ces mots ne désignent que des psoriasis
ou des eczémas qui peuvent spontanément ou sous l'action de médicaments irritants se diffuser à la surface
des téguments sans cesser d'être du psoriasis ou de l'eczéma.

Pour l'herpétide exfoliatrice, presque tous les médecins de Saint-Louis depuis la thèse de M. le Dr Percheron professaient ce que vient de dire M. le Dr Besnier ;
mais quant à la dermatite exfoliatrice qu'il veut rayer
de la même façon du cadre nosologique, ils ne sont pas
tous du même avis. Notre excellent maître, M. le Dr Vidal, a toujours soutenu et soutient encore l'essentialité

(1) Et non plus, comme M. Richaud, simplement pityriasis pilaire.
(2) Kaposi, traduction Doyon-Besnier, p. 517, note 1.

du cas qu'il a communiqué en 1874 à la Société médicale des hôpitaux, et depuis lors d'autres faits sont venus le confirmer dans son opinion.

M. *le D* Quinquaud* nous semble aussi l'avoir adoptée dans un mémoire qu'il a publié en 1879 sur la dermite aiguë grave primitive (1). Il y décrit sous ce nom :

« Une affection érythémato-desquamative exfoliatrice,
« aiguë, primitive de la peau, caractérisée par un aspect
« polymorphe, ressemblant au début à une scarlatine, à un
« érysipèle, à un phlegmon érysipélateux ou à un eczéma
« aigu, coïncidant toujours avec un appareil fébrile en
« général intense, s'accompagnant de la même éruption
« sur les muqueuses, d'un état général sérieux, de troubles
« nerveux plus ou moins graves, fatigue excessive, parésie,
« paralysies localisées ou diffuses, pouvant se terminer par
« la mort, parfois guérissant.

« On a confondu », ajoute-t-il plus loin, « sous ce nom de
« dermatite exfoliatrice des cas tout-à-fait disparates, dont
« quelques-uns ont une certaine analogie avec notre défini-
« tion et en seraient peut-être des variétés atténuées ; on a
« confondu, dis-je, sous ce nom l'eczéma foliacé, le pemphigus
« foliacé, l'érythème scarlatiniforme foliacé, l'herpétide
« exfoliatrice de Bazin, affections qui forment autant de
« genres distincts les uns des autres et différents de notre
« dermite... Nous trouvons bien dans quelques auteurs des
« cas qui se rapprochent des nôtres ; nous citerons en par-
« ticulier l'observation première de la thèse de M. le docteur
« Percheron, quelques cas d'Alibert (?) de Hebra et de Neu-
« mann (?) mais, si ces faits présentent des analogies avec
« nos observations, les différences sont plus grandes
« encore. »

Puis l'auteur donne le résumé synthétique des signes observés chez cinq malades dont trois ont succombé. Il

(1) Comptes-rendus de la Société anatomique, oct. 1879.

nous faudrait le citer en entier ; comme nous en parlerons dans la deuxième partie de notre thèse, contentons-nous de dire que sa description nous semble se rapporter aux faits de M'Ghie, Wilks, Wilson et Vidal-Percheron que nous avons appelés dermatites exfoliatrices. Et ce qui nous prouve que nous sommes dans le vrai, c'est que M. le Dr Quinquaud a eu l'extrême obligeance de nous communiquer une de ses cinq observations, qu'elle est identique aux cas précédents, et qu'elle doit être incontestablement rangée avec eux dans une seule et même catégorie.

En somme, M. le Dr Quinquaud conclut comme M. le Dr Besnier à la nécessité de démembrer la dermatite exfoliatrice, ou ce qui est la même chose, le pityriasis rubra ; seulement, tandis que celui-ci ne croit pas que l'on puisse constituer une entité morbide avec des faits semblables à ceux d'Erasmus Wilson et de Vidal-Percheron, M. le Dr Quinquaud tâche d'établir cette entité sous le nom de *dermite aiguë grave primitive*, en s'appuyant sur des observations personnelles. D'autre part, M. le Dr Vidal proclame depuis quelque temps dans ses cours l'essentialité d'une affection identique, sous le nom de *dermatite exfoliatrice généralisée*.

Tel est l'état actuel de la question.

RÉSUMÉ

Cet historique étant beaucoup trop long pour qu'il soit facile d'en saisir l'ensemble, nous allons en retracer succinctement les principaux traits.

Dans une première période, on étudie en France les éruptions pityriasiques et desquamatives généralisées rouges autres que les exanthèmes vrais. Rayer décrit son pityriasis général : Devergie le sépare des autres pityriasis, lui donne le nom de pityriasis rubra, et en distingue une variété aiguë et une variété chronique ; il crée son pityriasis pilaris, simple épiphénomène pour lui de l'affection précédente. En 1860, Gibert diagnostique le pityriasis rosé ; puis Bazin édifie son herpétide exfoliatrice, et Hardy, après avoir tenté de renverser les idées de ses prédécesseurs, tâche de leur substituer son pemphigus foliacé.

Dans une deuxième période, la maladie est surtout étudiée à l'étranger. Ferdinand Hebra décrit à Vienne son pityriasis rubra chronique ; puis on entre dans la confusion la plus complète. Grâce au peu de détails donnés par Hebra dans sa première édition, grâce aux descriptions trop vagues des auteurs français, à la réunion dans un même chapitre faite par Bazin de l'herpétide exfoliatrice primitive et de l'herpétide exfoliatrice secondaire, tous ces types différents sont réunis par les auteurs dans un seul et même groupe, le pityriasis rubra. En 1870, Erasmus Wilson comprend qu'il y a de grandes différences entre certains de ces faits et le type de Hebra, et il veut leur donner le nom plus convenable, dit-il, de dermatitis exfoliativa. Mais il n'ose pas en faire un type distinct; et ce mot nouveau, qui n'est considéré que comme un synonyme du nom général pityriasis rubra, ne fait qu'ajouter un élément de plus à la confusion, en permettant de comprendre dans le groupe tous les cas où l'on trouve de l'inflammation du derme et de l'exfoliation lamelleuse de l'épiderme.

Ces idées sont reprises en France par M. le Dr Percheron, qui essaie d'établir des divisions, mais qui reste dans le vague, et qui réunit dans son travail trop de faits disparates pour que la question en soit éclaircie. Aussi, en Angleterre, en Amérique, le mot de pityriasis rubra garde-t-il son sens le plus général, ainsi qu'on peut s'en convaincre en lisant les ouvrages de Tilbury Fox, d'Hutchinson, d'Allan Jamieson, de Pye-Smith, etc. malgré un mémoire des plus remarquables, celui de Buchanan Baxter, dans lequel cet auteur entrevoit, mais ne fait qu'entrevoir, d'importantes distinctions entre le type de Hebra et celui de Wilson, entre les dermatites exfoliatrices primitives et les dermatites exfoliatrices secondaires.

Nous en sommes maintenant à une troisième période, à la période actuelle, période d'analyse, toute française, qui a été inaugurée par les travaux des médecins de Saint-Louis. On pourrait aussi l'appeler période de démembrement du pityriasis rubra. En effet les faits qu'on y a entassés sont maintenant étudiés et classés. Dans une discussion mémorable de la Société médicale des hôpitaux, on forme le groupe des érythèmes scarlatiniformes récidivants. Depuis la thèse de M. le Dr Percheron, on met à part à l'hôpital Saint-Louis les herpétides exfoliatrices secondaires.

En 1877, MM. les Drs Besnier et Richaud reprennent le mot de Devergie, le pityriasis pilaris, et l'appliquent à une entité morbide bien définie.

Enfin, MM. Vidal et Quinquaud décrivent chacun de leur côté et sous des noms un peu différents une autre maladie qui, pour nous, a aussi son essentialité, la dermatite exfoliatrice généralisée.

Mais, il faut bien le dire, jusqu'ici ces tentatives étaient un peu isolées ; notre intention en publiant cette étude était d'en donner l'explication, d'en faire voir les liens communs, et de les justifier.

DEUXIÈME PARTIE

L'exposé qui précède nous semble montrer avec la dernière évidence que le pityriasis rubra tel qu'on le comprend en Angleterre ne présente point l'homogénéité nécessaire pour constituer un type morbide, et qu'il doit être démembré. L'étude des divers groupes que nous croyons devoir lui substituer, et qui, pour la plupart d'ailleurs, ont été déjà établis ou ébauchés, va faire le sujet de la deuxième partie de notre travail.

Les difficultés que nous allons y rencontrer sont toutes particulières; il y a de très nombreuses causes d'erreur inhérentes à la nature même du sujet. Elles tiennent à ce qu'un certain nombre des observations qui constituent nos matériaux ont été mal prises ; à ce qu'il est presque impossible de suivre les malades pendant toute la durée de ces affections qui sont fort longues ; à ce que la rareté de ces cas nous oblige à nous servir de faits que nous n'avons pas vus nous-mêmes. Parmi eux, il en est plusieurs qu'il ne nous semble pas encore possible de classer ; ils doivent être considérés soit comme des intermédiaires entre deux types différents, soit, plus simplement, comme des pierres d'attente. Il en est d'autres que nous avons rejetés comme trop incomplets. Nous avons également laissé de côté ceux qui nous ont paru pouvoir être rattachés à des genres

bien connus, et qui sont soit des érythèmes polymor-
phes, soit des poussées aiguës d'eczéma ou de psoriasis, etc... L'herpétide exfoliatrice telle que nous l'avons
comprise, nous paraît toutefois mériter une étude spéciale. En tenant compte de ces quelques remarques nous
avons cru pouvoir classer les autres faits décrits sous le
nom de pityriasis rubra en six catégories : ce sont :

1º Faits qui ont pour type le cas de MM. Vidal et
Percheron (obs. I, thèse Percheron), (*Dermatite exfoliatrice généralisée, ou mieux maladie d'Erasmus Wilson*).

2º Faits qui ont pour type le cas de M. Féréol. (*Erythème scarlatiniforme desquamatif récidivant.*)

3º Faits qui ont pour type les observations de M. le
Dr Richaud (*Pityriasis rubra pilaris ou maladie de Devergie*).

4º Faits qui ont pour type le cas I de Hans Hebra,
1876, (*Pityriasis rubra universalis chronique ou maladie de Hebra*).

5º Peut-être un groupe de faits pouvant être appelés
Pityriasis rubra subaigu.

6º Faits conformes à la description de l'herpétide exfoliatrice de Bazin ; celle-ci n'étant comprise que comme
période ultime de certaines dermatoses.

Nous nous contenterons dans ce travail d'étudier la
première catégorie.

DE LA DERMATITE EXFOLIATRICE GÉNÉRALISÉE

OU MIEUX MALADIE D'ERASMUS WILSON.

Rappelons brièvement l'histoire des faits sur lesquels nous allons nous appuyer pour décrire cette maladie. Nous renvoyons à notre première partie pour les détails.

Le créateur du nom sous lequel cette entité morbide a été désignée jusqu'ici, Erasmus Wilson, et après lui tous les dermatologistes anglais qui en parlent, la confondent avec beaucoup d'autres types sous le nom générique de pityriasis rubra. Quant à M. le Dr Percheron, il n'a pas apporté, ainsi que nous l'avons vu, toute la rigueur désirable dans le choix des faits dont il s'est servi : on sait que sur ses quatorze observations, il n'y en a que trois qui soient réellement des dermatites exfoliatrices généralisées. Enfin M. le Dr Quinquaud a récemment publié un court mémoire (1879), où il semble décrire sous le nom de dermite aiguë grave primitive l'affection qui nous occupe.

Il est probable que Rayer et que Devergie en ont vu des exemples ; malheureusement, il ne nous ont rien laissé. Le premier fait probant est celui de J. M' Ghie de Glasgow 1858 (obs. IX). Son malade fut observé dix-sept ans plus tard par M. le Dr Gairdner, et c'est ce cas unique qui nous permettra d'établir la possibilité des récidives ; puis vint en 1861 le cas de Wilks (obs. VI) qu'Erasmus Wilson, en 1870, rapprocha du sien (obs. X), en leur donnant le nom nouveau de dermatite exfoliatrice. Vers la même époque, J. Hawtrey Benson et Walter G. Smith publièrent à Dublin une observation qui serait un type de l'affection, s'il n'y avait point de regrettables lacunes (obs. XIII). En 1874, notre maître M. le Dr Vidal parla de cette maladie pour la première fois en France à la Société Médicale des Hôpitaux, et il en fit une maladie générale (obs. II) ; en 1878, il en vit un cas mortel que nous regrettons de ne pouvoir publier in-extenso ; et, en 1881, pendant que nous étions son interne, il put nous en montrer un bel exemple (obs. I). Ce ne sont pas-là les seuls faits indiscutables observés dans notre pays, puisque M. le Dr Quinquaud, dès 1871, étudiait cette affection dans le service de Bazin (obs. IV), puisque nous en avons trouvé nous-même un cas type cette année-ci dans le service de M. le Professeur Lasègue à la Pitié (obs. III). Pendant ce temps, en Angleterre et en Amérique, on publiait d'autres documents ; c'est ainsi que les recherches de Sparks (1875) (obs. VII), d'Allan Jamieson (1880) (obs. VIII), de Buchanan Baxter (1879) (obs. XI et XIV), de Duhring 1880 (obs. XII), nous ont permis d'appuyer notre description sur un plus grand nombre d'exemples.

L'existence réelle d'une entité morbide distincte des autres affections connues est prouvée par nos neufs premières observations. (V, pièces justificatives). Nous les avons choisies typiques et indiscutables ; nous prions le lecteur de vouloir bien s'y reporter.

Caractères communs à ces faits. — On voit qu'il s'agit là d'une maladie primitive, qui a attaqué des sujets pour la plupart d'une excellente santé et sans affection cutanée antérieure. L'éruption a débuté par des plaques rouges, puis elle a envahi progressivement toute la surface du corps de la tête aux pieds, mettant en moyenne huit jours pour se généraliser. A la période d'état, elle s'est caractérisée par une rougeur intense du derme avec une légère infiltration, et par une desquamation assez spéciale en larges lamelles blanches, feuilletées, imbriquées, adhérentes par leur bord supérieur, flottantes dans le reste de leur étendue. On a pu observer du suintement aux plis articulaires, aux endroits que le malade avait excoriés, mais partout ailleurs la peau a toujours été sèche. Un des principaux caractères a été la chute des phanères, cheveux, sourcils, cils, barbe, poils du corps, ongles, symptôme remarquable que l'on retrouve à des degrés divers dans les neufs observations. Il y a eu du prurit au début, mais ce qui dominait, c'était une sensation de brûlure ou de cuisson. Elle coïncidait avec une vive sensibilité au froid et une fièvre assez intense à exacerbations vespérales. Il y a eu des phénomènes généraux graves, amaigrissement, affaiblissement, prostration des plus marquées ; dans quelques cas on a pu même observer des paralysies, des eschares de décubitus, etc... La marche de l'affection a été subaiguë, nous dirions même presque aiguë, quand elle n'a pas été prolongée par des rechutes ou par des complications. Elle s'est toujours terminée à la façon d'une maladie générale à évolution cyclique, rarement par la mort, le plus souvent par une convalescence assez longue, et par une guérison complète, en ne laissant sur la peau que quelques taches pigmentaires, et jamais aucun vestige d'une éruption cutanée connue. Le traitement semble n'avoir eu qu'un effet palliatif.

Telle est la physionomie générale des neuf observations que nous venons de citer ; il est incontestable qu'avec des différences de gravité comparables à celles qui existent entre certains cas de fièvre typhoïde par exemple, elles ont un air de famille qui engage à en constituer une entité morbide.

Quel est le nom qu'il faut lui donner ? — C'est elle qu'Erasmus Wilson et que M. le Dr Percheron ont soupçonnée lorsqu'ils ont créé, le premier, le mot de *Dermatitis exfoliativa*, le second le mot français de *dermatite exfoliatrice généralisée*. Faut-il continuer à la désigner ainsi ? Nous croyons qu'il y a des raisons majeures de ne pas le faire. Pour les deux auteurs précédents, ce nom était excellent, puisqu'ils faisaient rentrer dans cette affection toutes les éruptions caractérisées : 1° par une rougeur intense du derme, 2° par une desquamation foliacée abondante, 3° par une généralisation absolue. Maintenant que nous avons séparé de l'entité morbide que nous nous efforçons d'établir toutes les éruptions généralisées secondaires, toutes les herpétides exfoliatrices, ce mot avec son affectation apparente de donner les caractères distinctifs de la maladie peut induire en erreur : en s'en tenant à sa sa signification stricte, on retombera forcément dans la confusion que nous venons de signaler, qui date de Bazin, et dont nous avons déjà montré l'influence fatale. Si un dermatologiste le donne à une herpétide exfoliatrice quelconque, ou à un érythème scarlatiniforme desquamatif, serons-nous en droit de lui dire qu'il se trompe, et ne pourra-t-il pas nous répondre : « C'est une « *Dermatite généralisée*, puisqu'il y a rougeur intense

« et chaleur de tout le tégument, et elle est *exfoliatrice*
« puisque la desquamation se fait en lamelles folia-
« cées ? » Ce terme est donc mauvais puisqu'on peut en
se conformant aux lois les plus rigoureuses de la
logique l'appliquer à des dermatoses complètement différentes.

Il nous faut donc le changer. Remarquant que les
noms qui ont la prétention de dire ce qu'est la maladie
qu'ils désignent sont pour la plupart mauvais, nous en
avons choisi un qui n'est qu'un hommage à l'un des
dermatologistes anglais qui se sont le plus occupés de
cette question ; et nous l'appellerons *Maladie d'Erasmus
Wilson*, nom qui ne préjuge rien, et qui pour cela
même nous semble excellent. Nous l'emploierons désormais à l'exclusion de tout autre.

Définition. — Nous dirons par conséquent que la
Maladie d'Erasmus Wilson est une maladie de l'âge
adulte, générale, ne paraissant pas contagieuse,
ayant une évolution cyclique (périodes d'augment,
d'état et de déclin), caractérisée à la période d'état par
une rougeur intense généralisée du derme, par une
exfoliation lamelleuse abondante et longtemps répétée
de l'épiderme, par la chute des phanères (poils et
ongles), par des phénomènes généraux, fièvre, prostration, affaiblissement marqué, rarement mortelle et se
terminant d'ordinaire par une complète guérison,
ayant en moyenne quatre mois de durée, mais pouvant
être prolongée jusqu'à huit ou onze mois par des complications ou des rechutes.

Constitue-t-elle une maladie sui generis. —
Est-il légitime de la décrire à part ? Ne peut-elle pas

rentrer dans un type déjà connu ? Nous ne le croyons pas ; et nous allons tâcher de le démontrer.

Nous nous trouvons ici en désaccord avec plusieurs médecins de l'hôpital Saint-Louis, et ils nous ont trop catégoriquement exprimé leurs opinions pour que nous n'en tenions pas compte. Deux d'entre eux nous ont déclaré qu'ils ne croyaient pas à l'essentialité de la maladie d'Erasmus Wilson : pour le premier, le complexus symptomatique dont nous parlons serait toujours consécutif à d'autres affections cutanées, et devrait être rangé par conséquent dans les herpétides exfoliatrices ; pour le second, ce ne serait qu'un pemphigus foliacé.

La première de ces deux opinions nous parait détruite par nos premiers cas, car ces faits sont pour nous des arguments sans réplique. On prétend que c'est un processus secondaire, il y est incontestablement primitif. A moins de s'inscrire en faux contre des observations signées Vidal, Quinquaud, Lasègue, Sparks, Stephen Mackenzie, etc..., il est impossible de soutenir qu'une rougeur intense généralisée du derme avec exfoliation lamelleuse de l'épiderme ne puisse pas se produire d'emblée. C'est là un premier caractère fondamental qui différencie ces cas des herpétides exfoliatrices toujours consécutives à une dermatose antérieure.

De plus nos malades ont guéri sans qu'il leur restât la moindre lésion cutanée rappelant une dermatose connue. Enfin nous ferons remarquer que le diagnostic différentiel entre la maladie de Wilson et le complexus symptomatique de l'herpétide exfoliatrice est possible même sans avoir recours aux commémoratifs. Certes, si on s'en tenait comme autrefois aux signes tirés de l'éruption seule, à la rougeur généralisée du derme et à l'exfoliation lamelleuse abondante, la distinction serait la plupart du temps impossible ; mais nous ne les considérons plus comme pathognomiques, nous en avons d'autres d'une plus grande valeur. La chute rapide des phanères nous paraît être un meilleur critérium. L'alopécie complète et surtout la perte des ongles ne surviennent en effet que très rarement dans l'eczéma, le psoriasis et le pemphigus, et, quand elles arrivent, ce n'est qu'après des années, jamais dès la cinquième semaine comme dans la maladie d'Erasmus Wilson. Les phénomènes généraux, la fièvre, l'amaigrissement et la sensation de faiblesse sont beaucoup plus marqués et apparaissent beaucoup plus vite dans celle-ci. Enfin son évolution régulière, à la façon d'une affection générale peu ou point influencée par la médication, et sa guérison complète, sont également des signes caractéristiques. Aussi croyons-nous qu'on ne peut faire de nos observations ni des herpétides exfoliatrices, ni des poussées aiguës et généralisées d'une dermatose antérieure.

Peut-on en faire des pemphigus foliacés ? Nous avons déjà discuté cette question dans notre historique. Rappelons que M. le professeur Hardy décrit sous ce nom des éruptions de deux sortes : 1° les unes ont débuté par des bulles, puis progressivement ces bulles sont devenues flasques, éphémères, enfin elles ont été remplacées par une rougeur vive et une desquamation lamelleuse ; c'est l'herpétide exfoliatrice de Bazin consécutive au pemphigus ; c'est pour nous le vrai pemphigus foliacé ; et nos observations ne peuvent évidemment pas lui être assimilées, car dans aucun cas il n'y a eu de bulles au début : 2° Les autres sont primitivement squameuses et sèches, et nos cas pourraient à la rigueur rentrer dans la description assez peu précise qu'il en donne. Nous avons déjà démontré (voir historique) qu'il n'est pas logique de leur conserver le nom de pemphigus, nom qui entraîne chez tout dermatologiste l'idée d'une affection bulleuse. D'ailleurs le pemphigus foliacé comprend pour M. le professeur Hardy tous les cas décrits avant nous sous la rubrique de pityriasis rubra, et il est par conséquent passible de toutes les objections que nous avons faites au groupe anglais. La maladie de Wilson rentre dans le pemphigus foliacé de M. Hardy, au même titre que dans le pityriasis rubra des Anglais ; mais nous soutenons que ces groupes mal compris et mal composés doivent être démembrés.

Qu'on laisse donc le nom de pemphigus foliacé aux éruptions primitivement bulleuses, comme nous avons laissé le nom de pityriasis rubra aux types de Hebra et de M. le Dr Vidal (1), et qu'on décrive à part l'affection générale tout à fait différente du pemphigus comme aspect et comme marche que nous désignons sous le nom de maladie d'Erasmus Wilson.

On ne peut pas non plus l'assimiler au *lichen ruber* de Hebra. C'est évident pour la première forme de cette maladie, pour le lichen ruber plan, car on n'a jamais vu dans nos cas les papules plates si caractéristiques des périodes de début et des zones d'accroissement de cette affection. La seconde forme, le lichen ruber acuminé, qui reste encore pour nous fort obscure, est caractérisée au début (Hebra) par des papules disséminées très dures qui n'arrivent à être confluentes qu'au bout de trois à

(1) Voir page 85.

11

quatre mois, et qui ne se généralisent qu'au bout d'une ou de plusieurs années : elle n'a donc rien de commun avec nos faits.

Nous ne nous attarderons pas à les différencier de la *scarlatine* dont la durée est infiniment plus courte, des *érythèmes simples*, de l'*ichthyose*, de *la lèpre*, des *éruptions syphilitiques* et de *la lymphadénie cutanée* (mycosis fongoïde).

Il nous faut maintenant montrer que la maladie de Wilson est bien distincte des autres types avec lesquels on l'a si longtemps décrite.

Le *pityriasis rubra de Hebra* en diffère, puisqu'il débute lentement, sans aucun autre symptôme qu'une rougeur intense et généralisée du derme sans infiltration, et une desquamation formée d'écailles fines, blanches, légèrement adhérentes. Les démangeaisons sont si faibles qu'il n'y a pas de grattage. L'éruption est sèche, va toujours en s'aggravant, et aboutit enfin, (après plusieurs années), à une période de cachexie où il y a de l'infiltration et surtout de la rétraction de la peau, rétraction qui finit par amener une sorte d'atrophie cutanée, ainsi que le montrent les examens histologiques de Hans Hebra. Alors les poils disparaissent ; il survient des ulcères, des gangrènes des téguments ; le malade maigrit, tombe dans le marasme, et succombe enfin à une complication, surtout à la tuberculose. Au contraire notre type évolue en quatre mois ; il a d'ordinaire une terminaison favorable ; le derme est un peu infiltré et non atrophié ; la desquamation se fait en larges lamelles blanches et nacrées qui atteignent des dimensions de plusieurs centimètres. Ne pourrait-on pas se demander cependant si ces différences sont aussi profondes qu'elles le paraissent, et si le pityriasis rubra

type de Hebra n'est pas la forme chronique et grave de
la maladie d'E. Wilson ? Si l'on fait abstraction de sa
longue durée et de sa marche fatalement progressive,
n'y trouve-t-on pas aussi une éruption rouge, généralisée, foliacée, quoique la desquamation soit plus fine,
ce qui tient peut-être à ses allures chroniques ? N'y a-t-
il pas de l'alopécie, des symptômes généraux graves, de
l'affaiblissement, et une évolution qui dénote une maladie générale ? Ne faudrait-il pas en revenir aux idées
de Devergie, et admettre une forme aiguë de pityriasis
rubra qui serait constituée par la maladie d'E. Wilson,
et une forme chronique qui serait constituée par le type
de Hebra ? Nous ne faisons que soulever cette question,
laissant le soin de la résoudre à de plus compétents
que nous. Qu'il nous suffise pour le moment d'établir
que les différences entre ces deux types sont assez grandes pour qu'on puisse les décrire à part, sauf à les rapprocher plus tard, si on en démontre la nécessité.

Ces difficultés ne se présentent point pour le pityriasis
rubra pilaris de MM. Besnier et Richaud. Cette affection
longue, éminemment sujette à récidiver, a un début
quelquefois rapide, mais surtout progressif. A la période
d'état elle est caractérisée par de grandes plaques d'un
rose cuivré couvertes de squames, tantôt continues et
alors l'éruption est généralisée, tantôt distinctes les
unes des autres, et alors leurs bords sont nets ou un
peu diffus ; ils présentent parfois des sortes de petites
plaques rouges, quadrilatères, presque sans saillie,
ressemblant assez à des papules. Au-dessous des écailles
qui sont pityriasiques, mais qui peuvent devenir lamelleuses, le derme est lisse et peu ou point infiltré. Le
plus souvent le cuir chevelu est le siège d'une sécrétion

séborrhéïque excessivement abondante, mais les cheveux
ne tombent pas ; loin de là, il y a dans quelques cas
une sorte de suractivité dans la nutrition des phanères,
suractivité qui se manifeste par un accroissement très
net de tous les poils du corps, et par une rapidité fort
remarquable dans l'évolution des ongles qui peuvent
même être déformés, c'est alors l'hyperépidermotrophie
généralisée de M. le Dr Vidal. Tous les tissus épidermiques semblent être produits d'une façon exagérée.
Mais la grande caractéristique de cette affection pour
M. le Dr Richaud, ce seraient les cônes épidermiques (1). On ne les trouve jamais à la tête ni au pubis,
mais aux autres régions pileuses, surtout à la face dorsale des premières et des secondes phalanges des doigts,
quelquefois sur le dos de la main et de l'avant bras ;
ils disparaissent aux régions qui sont occupées par la
desquamation pityriasique. Il n'y a pas de symptômes
généraux. L'évolution est fort lente, cependant d'après
M. le Dr Besnier la maladie serait curable à la longue,
et le meilleur traitement serait l'emploi de l'acide phénique à l'intérieur. Nous avons montré dans notre
historique comment le diagnostic de cette affection
peut être très difficile à certaines périodes, quand elle
ne forme que quelques plaques cuivrées, à desquamation lamelleuse, quand elle n'existe qu'aux paumes des
mains par exemple, et quand les cônes épidermiques
manquent. Mais alors l'éruption étant locale, ce ne sera
certes point entre elle et la maladie d'Erasmus Wilson
que l'on pourra hésiter. On le voit clairement ; il n'y a
entre ces deux types aucune ressemblance. Comme symptômes locaux, il y a d'un côté de la rougeur vive et un peu

(1) *V. Thèse de Richaud*, p. 41-42.

d'infiltration du derme, exfoliation en larges lamelles, chute des phanères ; de l'autre, une teinte rosée un peu cuivrée et pas d'infiltration, une desquamation pityriasique, des cônes épidermiques, de l'exagération du relief de tous les plis de la peau, de la séborrhée du cuir chevelu, et une production exagérée des phanères (poils et ongles) ; ces signes permettent de les distinguer d'emblée sans aucun commémoratif. Comme symptômes généraux, d'un côté il y a de la fièvre, une perte notable des forces, une évolution franche, une guérison assez rapide ; de l'autre, une absence complète de réaction fébrile, une évolution lente et irrégulière, une guérison tardive et incertaine.

Notre excellent maître, M. le Dr Vidal, distingue une autre entité morbide qu'il appelle *pityriasis rubra généralisé vrai*, et dont il nous a remis une belle observation que nous publierons in-extenso lorsque nous discuterons l'essentialité de ce nouveau groupe. Il s'agit d'un homme de 56 ans, bien constitué, sans aucun antécédent héréditaire, un peu alcoolique, qui avait eu quelques douleurs articulaires, mais jamais de maladies cutanées. Son éruption avait commencé depuis trois ou quatre mois par des démangeaisons vives accompagnées de rougeurs sur la tête, le tronc, et les jambes ; il n'y avait que quinze jours que les bras étaient pris. A son entrée, la peau tout entière était rouge, épaissie et recouverte d'une desquamation abondante, fine, pityriasique, un peu plus large cependant sur le ventre et sur les jambes où la tuméfaction était plus marquée. Il y avait de vives démangeaisons, une grande sensibilité au froid, une température matinale de 38° 6. L'éruption disparut graduellement en conser-

vant toujours les mêmes caractères de sécheresse
absolue ; il y eut deux petites rechutes, et la guérison
fut complète six à sept mois après le début. Il n'y avait
eu ni alopécie, ni chute des ongles. A l'époque où il observa ce malade, (11 mars, 24 juin 1880,) M. le Dr Vidal
avaitdéjà vu et reconnu deux maladies d'Erasmus Wilson ; et, dès le premier jour, il diagnostiqua dans ce cas
un pityriasis rubra généralisé vrai ; ce furent surtout le
début moins rapide, les démangeaisons plus vives, le
caractère des squames beaucoup plus petites que dans
le type que nous étudions, le manque complet d'alopécie,
la physionomie générale du malade enfin qui l'engagè-
rent à l'en différencier. Ces caractères ne nous permettent pas en effet de l'y ranger ; mais il faut reconnaître
qu'il s'en rapproche par tous les autres. Son évolution
le distingue du type de Hebra. Aussi pourrait-on lui
donner le nom de pityriasis rubra subaigu vrai, puisque nous avons réservé au précédent le nom de pityriasis rubra chronique vrai. Nous avons trouvé quelques
cas identiques dans les divers auteurs et dans la riche
collection de M. le Dr Lailler ; et nous nous proposons
de reprendre plus tard cette étude difficile.

Il ne nous reste plus qu'à parler des *Erythèmes scarlatiniformes desquamatifs récidivants*. On a vu que
MM. les Drs Besnier et Féréol ont donné ce nom à des
affections étranges caractérisées par un début assez
franc, fébrile, simulant celui de la scarlatine, par une
rougeur intense généralisée du derme, puis par une exfoliation lamelleuse de l'épiderme de huit à quinze jours
de durée : le malade guérit complètement ; quelque
temps après, il a une nouvelle rechute, identique à la
première, d'ordinaire un peu moins forte, puis une troi-

sième, une quatrième, etc... Dans les cas types, (cas de M. le Dr Féréol,) il n'y a pas de chute des phanères, mais chaque poussée laisse un sillon transversal sur les ongles. Ces derniers faits joints à la durée beaucoup plus courte de l'affection, au mode de desquamation qui est souvent presque semblable à celui de la scarlatine, et à la moins grande intensité des phénomènes généraux, permettent de séparer ce type de la maladie d'E. Wilson. Malheureusement tous les cas ne paraissent pas aussi nets que celui de M. le Dr Féréol. Dans les thèses de Derrécagaix et de Colard nous trouvons en effet deux observations dans lesquelles il y aurait eu chute des phanères lors de la première attaque. L'une d'elles (Obs. I de Derrécagaix) renferme si peu de détails qu'il est impossible de savoir de quoi il s'agit. Il y aurait eu chute des ongles au quinzième jour de la maladie, ce qui nous paraît bien étrange. L'autre (Obs. II, thèse de Colard) est plus explicite : la première attaque aurait été accompagnée de phénomènes généraux assez sérieux, d'une convalescence longue, enfin de chute des poils et des ongles. Elle aurait donc été assez semblable à une maladie d'E. Wilson ; les attaques ultérieures auraient présenté au contraire la rapidité d'allures et l'intégrité des phanères qui se voient dans le véritable érythème scarlatiniforme récidivant. Nous avons voulu remonter aux sources, mais nous n'avons pas trouvé le malade en question sur les registres de l'hôpital Saint-Louis, où il aurait cependant été observé. Ce fait formerait une sorte de transition entre le type que nous étudions et le type de M. le Dr Féréol.

Nous avons recueilli çà et là, dans les auteurs, quelques cas analogues fort rares, celui de Gooch Benjamin

(1769), par exemple, où il s'agit aussi d'une première attaque érythémateuse et desquamative avec chute des ongles anciens, au bout de six mois, attaque qui aurait été suivie de plusieurs autres poussées identiques, mais de moins en moins fortes. Il faut de nouveaux documents : mais si on en publie qui ne soient plus discutables, on sera peut-être en droit de rattacher étroitement l'érythème scarlatiniforme récidivant à la maladie d'Erasmus Wilson, et d'en faire une forme atténuée et passagère. Il semble qu'une première attaque crée une sorte d'immunité incomplète. Mais qu'on n'aille pas considérer ces faits comme des maladies de Wilson suivies de récidives, récidives qui présenteraient une forme tout-à-fait abâtardie et méconnaissable de l'affection. Jusqu'à plus ample informé, cette opinion n'est pas soutenable, grâce à notre observation IX. C'est là, en effet, un véritable cas de maladie de Wilson à récidives, et les nouvelles atteintes, bien qu'elles soient aussi moins fortes que la première et ne présentent presque plus de chute des phanères, n'en ont pas moins tous les autres caractères du type, durée de plusieurs mois, évolution cyclique avec rechutes successives vers la fin, mouvement fébrile marqué et prolongé, desquamation caractéristique et longtemps répétée, et on ne peut les identifier aux poussées de huit à quinze jours de l'érythème récidivant (1).

(1) La question des érythèmes scarlatiniformes récidivants est encore plus complexe que nous venons de le dire, et nous nous proposons de l'étudier plus tard avec tous les développements nécessaires : nous ne pouvons cependant passer sous silence les observations de Burckardt-Merian (*Corresp. Blatt für Schweizer Ærste*, n° 13, p. 391-392, 1876), celle de Daniel Bernouilli (*Id.*, n° 5, p. 134), et surtout le récent mémoire du même auteur où il met en doute l'existence de l'exanthème scarlatiniforme récidivant en tant qu'entité morbide distincte, et où il en fait purement et simplement des éruptions médicamenteuses (*Id.*, n° 2, p. 37, 15 janv. 1880).

De nouveaux faits sont donc nécesaires pour élucider cette question ; mais actuellement encore, il nous est impossible de confondre les deux types que nous venons d'examiner.

Nous voyons en somme que nos observations ne peuvent rentrer dans aucune des dermatoses décrites jusqu'à ce jour. Il nous semble donc bien établi qu'elles constituent une entité morbide distincte, sorte de maladie générale ayant ses principales manifestations du côté de la peau, et survenant d'emblée chez des individus exempts jusque-là de toute éruption. Mais ceux qui en ont déjà eu sont-ils par cela même à l'abri de cette affection ? Un psoriasis, un eczéma antérieur confèrent-ils l'immunité ? Il nous semble que poser cette question, c'est la résoudre par la négative. Cependant, qu'on nous permette d'y insister un peu, car d'après nos conversations avec nos maîtres de l'hôpital Saint-Louis, nous croyons que cette idée ne sera qu'assez difficilement acceptée.

Nous commencerons comme toujours par citer des faits, et nous prions le lecteur de se reporter aux observations X et XI.

Discussion des faits. — L'observation X est celle qui a engagé Erasmus Wilson à créer le mot de dermatitis exfoliativa. Nous y voyons un homme atteint depuis cinq mois de quelques placards d'eczéma érythémateux être pris subitement de nausées, de frissons, de fièvre, puis en deux jours d'une éruption généralisée qualifiée d'exanthème rouge brillant ponctué ; en huit jours, la desquamation arrive abondante, sèche, en larges lamelles feuilletées et imbriquées ; il n'y a pas de prurit, mais

12

une sensation de chaleur brûlante ; le malade épuisé est obligé de garder le lit pendant un mois, puis les symptômes s'amendent graduellement, disparaissent au bout de trois mois, et tous les ongles se détachent. Peut-on dire qu'il s'agit ici d'une poussée aiguë d'eczéma ? Le début a-t-il eu la marche, les allures d'une généralisation eczémateuse ? L'éruption en a-t-elle jamais eu l'aspect ? N'est-il pas évident que nous sommes en présence d'une maladie d'Erasmus Wilson éclatant chez un individu déjà affecté d'eczéma, et évoluant avec tous ses symptômes, chute des phanères, rougeur intense et sécheresse du derme, exfoliation abondante répétée type, fièvre, symptômes généraux, durée de trois mois et demie à quatre mois et guérison radicale ?

Il en est de même de l'observation XI : ici, il s'agit d'une rhumatisante, sujette depuis deux ans déjà à avoir de l'érythème noueux aux bras et à la face ; elle est prise subitement d'une éruption érythémateuse qu'elle croit être la maladie ordinaire, mais qui se généralise et revêt un aspect érysipélateux aux membres inférieurs : son épiderme se met à s'exfolier en larges lamelles, sa chevelure tombe ; elle est prise d'une sensation de brûlure, et, quoique la rougeur de la peau pâlisse au bout d'un mois, la desquamation ne cesse complétement qu'au bout de trois mois et demi, époque à laquelle elle a perdu ses ongles et ses cheveux. En fera-t-on une simple poussée érythémateuse ? Et n'est-il pas évident qu'ici encore nous retrouvons les traits distinctifs d'une maladie d'Erasmus Wilson qui est survenue chez une personne déjà atteinte depuis longtemps d'érythème noueux ?

Faut-il malgré cette évidence des faits les rejeter de notre groupe par cela seul qu'il y a eu maladie de peau antérieure? Les nicra-t-on en disant qu'une maladie ne peut se transformer en une autre maladie? Qu'un eczéma, qu'un érythème noueux ne peuvent devenir une entité morbide tout-à-fait différente, une maladie d'Erasmus Wilson telle que nous la comprenons? Cette objection ne nous paraît pas fondée, et voici pourquoi. N'a-t-on jamais vu un eczémateux ou un psoriasique avoir une scarlatine? Pourquoi donc n'auraient-ils pas tout aussi bien une maladie d'Erasmus Wilson? Qu'on comprenne bien notre pensée : nous ne voulons pas soutenir qu'une maladie puisse se transformer en une autre maladie distincte; mais nous soutenons que par cela seul qu'un individu est malade, il n'est pas nécessairement à l'abri de toute autre maladie que celle dont il est atteint, et nous prétendons que de même qu'un tuberculeux peut avoir une fièvre typhoïde, de même un eczémateux peut avoir, malgré son eczéma, une scarlatine, une variole, une maladie d'Erasmus Wilson.

On pourrait toutefois nous faire une autre objection, et nous dire qu'en émettant cette opinion, nous rééditons l'idée des auteurs anglais qui ne voyaient aucune différence entre les dermatites primitives et les dermatites secondaires à l'eczéma, au psoriasis, au pemphigus, etc., et que nous confondons ainsi comme eux toutes les herpétides exfoliatrices de Bazin avec les 11 cas précédents. Ce reproche serait mal fondé : notre maladie de Wilson n'est plus en effet la dermatite exfoliatrice d'autrefois : pour que nous y rangions un fait, il ne suffit pas qu'il y ait eu pendant un certain temps généralisation absolue de l'éruption, rougeur intense du derme, exfoliation lamelleuse imbriquée et fort abondante de l'épiderme : et voilà même pourquoi

nous n'avons plus voulu pour la désigner du mot dermatite exfoliatrice généralisée. Pour que nous en ad-
mettions une, il faut aussi qu'il y ait eu chute des
poils et des ongles, fièvre vespérale et symptômes
généraux marqués, évolution cyclique nette, terminaison
franche à peu près indépendante de la médication.
Si tous ces signes sont réunis, nous admettons qu'il
s'agit bien d'une maladie d'Erasmus Wilson, qu'elle ait
débuté oui ou non chez un individu sujet aux dermatoses. Mais si toutes ces conditions ne sont pas remplies, nous nous gardons bien de le faire ; et nous
éliminons ainsi toutes les poussées aiguës généralisées
d'eczéma et de psoriasis, et toutes les herpétides exfoliatrices.

Nous ne nous dissimulons point qu'il existe beaucoup
de faits douteux, d'interprétation fort difficile, qui semblent former des intermédiaires entre toutes ces catégories. Mais en ce moment nous ne voulons qu'établir ce
qui est net, et nous laissons de côté tout ce qui pourrait
être sujet à discussion.

Nous nous croyons donc en droit de conclure que la
maladie d'Erasmus Wilson peut survenir et survient en
effet chez des individus atteints déjà d'affections cutanées, mais qu'il faut alors des allures bien franches et
des symptômes bien tranchés pour l'admettre, et qu'il est
prudent de ne pas le faire quand il s'agit d'une maladie
invétérée ayant eu déjà des poussées généralisées.

ETUDE DE LA MALADIE D'ERASMUS WILSON

Nous venons d'établir l'existence de cette affection ; il nous faut maintenant l'étudier dans tous ses détails. Nous nous appuierons exclusivement pour cela sur les onze observations dont nous venons de parler, et sur l'observation XIII qui en est un beau cas, mais que nous n'avons pas cru devoir mettre parmi les autres à cause de certaines lacunes des plus regrettables. Nous laisserons de côté les auteurs, car leurs descriptions manquent de précision, puisqu'ils considèrent comme formant un seul et même type des entités morbides distinctes les unes des autres. Nous nous servirons toutefois du mémoire de M. le Dr Quinquaud sur la dermite aiguë grave primitive (1879), et un peu de la thèse de M. le Dr Percheron (1875 (1).

ÉTIOLOGIE

Sexe. — Parmi nos douze malades, nous trouvons dix hommes et deux femmes. Il y aurait donc une prédisposition marquée pour le sexe masculin.

Age. — Quatre d'entre eux avaient de vingt à trente ans, deux de trente à quarante, cinq de quarante à cinquante, le dernier avait soixante-huit ans. Ce serait donc

(1) Nous renvoyons pour les autres descriptions et surtout pour celles de Devergie et de Rayer aux analyses que nous en avons données dans notre historique,

une maladie de l'âge adulte arrivant surtout de quarante à quarante-cinq ans. Nous devons ajouter que dans notre observation XIV, il s'agit d'une petite fille de six ans; ce fait semble prouver qu'elle peut se voir chez les enfants; toutefois nous ne saurions donner ce cas comme un type de l'affection; la marche un peu insolite, l'infiltration énorme du derme qui a été le phénomène dominant et mortel, l'absence de renseignements assez précis sur l'état des phanères, nous engagent à ne le citer qu'en faisant certaines réserves. Nous prions ceux qui nous feront l'honneur de nous lire de s'en souvenir toutes les fois que nous en reparlerons.

Professions. — Quant aux professions, nous ne connaissons que celles de huit de nos malades; quatre d'entre eux étaient soumis à l'action du feu ou de produits chimiques (ouvrier dans une fonderie, serrurier, maréchal-ferrant, ouvrier dans une usine de produits chimiques). Deux autres avaient les bras constamment plongés dans l'eau sale (laveur de voitures, garçon tripier); enfin les deux derniers étaient, l'un porteur de charbon, l'autre cultivateur. En somme ils étaient tous exposés à certaines actions extérieures irritantes : (feu, produits chimiques, eau sale, charbon, soleil.)

Antécédents héréditaires. — Leurs antécédents héréditaires n'ont été notés que cinq fois. Deux malades avaient perdu une sœur de tuberculose; en outre l'un d'eux avait eu un frère et une sœur atteints d'une maladie de peau. Un troisième était d'une famille de rhumatisants.

Antécédents personnels. — Nous avons plus de documents sur leurs antécédents personnels.

Maladies de peau antérieures. — Nous n'avons trouvé que trois fois des affections cutanées antérieures : (un eczéma artificiel causé par un cataplasme, — un eczéma érythémateux par petits placards circonscrits aux membres inférieurs, et une prédisposition aux éruptions furonculeuses jusqu'à l'âge de vingt ans, — un érythème noueux à poussées successives.) Les dermatoses ne semblent donc pas prédisposer à la maladie d'Erasmus Wilson. Nous croyons toutefois qu'il faut faire quelques réserves, à cause de la nécessité où nous avons été de ne prendre que des cas bien nets pour constituer notre type, et de la difficulté qu'il y a à les reconnaître quand le début a été compliqué d'une autre éruption.

Sécrétions cutanées. — Deux de nos malades avaient depuis longtemps une peau naturellement rude et sèche ; quatre autres n'avaient jamais transpiré beaucoup même lorsqu'ils se livraient à des travaux pénibles ; il est dit expressément qu'ils ne mouillaient pas leur chemise. Un cinquième avait transpiré pendant toute sa vie, mais il cessa de le faire deux ans avant le début de l'affection : chez une femme au contraire la maladie ne modifia en rien sa disposition à être couverte de sueurs abondantes ; mais il faut ajouter qu'elle eut pendant son éruption une attaque de rhumatisme articulaire aigu. Il semble donc que les glandes sudoripares soient peu actives chez ceux qui sont atteints.

Syphilis et alcoolisme. — Dans aucun cas, nous ne trouvons de syphilis avérée. Le régime antérieur n'est noté que cinq fois sur douze ; et trois fois il y avait eu incontestablement des excès de boisson. Aussi sera-t-il nécessaire d'examiner désormais avec soin si l'alcoolisme n'est pas une cause prédisposante.

Arthritisme. — Les deux femmes avaient eu des antécédents rhumatismaux fort nets : (attaques de rhumatisme articulaire aigu, érythème noueux aux mains et à la face, douleurs vagues dans les genoux). L'un des hommes avait eu une attaque de goutte ; un autre des douleurs rhumatoïdes aux membres, et des maux de tête fréquents ; un troisième enfin avait des antécédents héréditaires de rhumatisme. Sur douze malades nous avons donc cinq arthritiques à titres divers. C'est une question à étudier et à élucider par des observations ultérieures.

Scrofule. — Il n'y en a que deux qui aient eu de la gourme ; l'un tous les ans jusqu'à l'âge de quinze ans, l'autre peu après sa naissance et pendant huit mois : nous ne trouvons pas chez eux d'autres traces d'une constitution lymphatique. Huit fois l'*état général* était excellent avant le début de l'éruption ; nous venons de voir ce dont souffraient les quatre autres malades.

Conditions atmosphériques. — Le rôle que peuvent jouer les conditions atmosphériques dans la pathogénie de cette affection ne nous semble pas encore bien net. Deux fois cependant elle fut consécutive à un refroidissement, et les professions de deux autres de nos malades les exposaient à se mouiller. On a noté onze fois l'*époque du début* ; il a eu lieu une fois en février, deux fois en mai, une fois en juin, deux fois en juillet, deux fois à la fin d'août, une fois en septembre, une fois en octobre et une fois en décembre. Elle peut donc se produire en toute saison, mais surtout pendant la saison chaude, puisque 9 cas sur 11 ont débuté dans le semestre de mai à octobre.

Pays. — Nos observations n'ont été recueillies qu'en France (4) et en Grande-Bretagne (2 en Ecosse, 1 en Irlande, 5 en Angleterre) ; ce qui montre une prédisposition notable pour ce dernier pays, siége de prédilection de la scarlatine, de l'arthritisme, et adonné aux boissons fortes. Mais nous avons trouvé plusieurs autres cas assez nets que l'on a publiés en Amérique (cas de Duhring), en Allemagne (cas de Klamann, etc.), en Italie (cas de Gamberini) ; aussi croyons-nous qu'on doit rencontrer cette affection dans tous les pays tempérés.

Fréquence. — Mais il est évident qu'elle est extrêmement rare. Toutefois, il est probable qu'il en sera pour elle comme pour presque toutes les affections ; à mesure qu'on la connaîtra mieux, on la diagnostiquera plus souvent, et elle cessera d'être un mythe pour la plupart des médecins. Une des causes de sa rareté actuelle c'est au début sa physionomie trompeuse de scarlatine ; on croit avoir affaire à cet exanthème, on voit que c'est une maladie générale, fébrile, elle est assez peu longue pour rester intéressante pendant toute sa durée, et on se garde bien de l'envoyer dans un service spécial où elle serait étudiée et utilisée. C'est ce qui se passe à Paris, où on l'observe plus souvent dans les hôpitaux généraux qu'à l'hôpital Saint-Louis. Nous ne pouvons que le déplorer.

En résumé, ses caractères étiologiques sont les suivants: c'est une maladie rare, des climats tempérés et de la saison chaude, qui attaque l'adulte sain ; le sexe masculin, une certaine irritation professionnelle de la peau, sa sécheresse habituelle, des excès alcooliques, une constitution arthritique semblent être des causes prédisposantes.

DÉBUT

C'est un des points les moins connus, car il faut s'en rapporter uniquement aux souvenirs peu précis du malade. Il est à peu près certain qu'il n'y a point de prodromes : dans notre dixième cas cependant l'éruption fut précédée de symptômes généraux, de nausées, de frissons et de sueurs profuses, et dans le quatrième de sueurs profuses prolongées, puis de démangeaisons très vives.

Mais, le plus souvent, l'affection commence d'une manière tout-à-fait insidieuse, et rien ne fait présager sa gravité. On éprouve un peu de prurit ou une sensation de cuisson en un point du corps; puis on voit s'y produire une *rougeur* en plaques et c'est tout. Cette rougeur primitive qui est notée onze fois sur nos douze cas peut former de petites taches multiples, ou une éruption ponctuée simulant un début de variole, ou de petits boutons rouges, ou une poussée d'érythème, ou enfin, et c'est le cas le plus fréquent (7 fois sur 12) une seule plaque d'une teinte qui varie du rose au rouge-sombre, mais qui se fonce à mesure qu'elle s'étend. Une fois, elle était le siége d'une sensation de chaleur des plus intenses, et quatre fois d'un prurit assez vif pour être suivi de grattages, d'excoriations et même de suintement et de croûtes. Dans une seule de nos observations, on n'a pu arriver à savoir s'il y avait eu au début de la rougeur, ou si l'affection avait été primitivement squameuse, ce qui est, comme on le voit, très peu probable.

Point d'abord atteint. — La plaque primitive siége surtout vers les plis articulaires, aux aisselles, aux aînes et aux parties génitales, ou dans les points du corps exposés aux frottements des habits, à la ceinture par exemple. Elle s'étend de là progressivement en prenant d'abord les membres supérieurs et le tronc, puis les membres inférieurs, et enfin la face : les pieds et les mains ne sont envahis que beaucoup plus tard, quelquefois après un ou deux mois.

La généralisation de l'éruption peut se faire très vite, puisque dans un cas elle eut lieu en deux jours ; mais le plus souvent (5 fois sur 7), elle met environ huit ou dix jours à s'accomplir : son mode d'extension est bien simple ; elle progresse comme un érysipèle, et gagne de proche en proche ; les bords sont diffus ou séparés des parties saines par une sorte de bourrelet fort net, et dans ces cas l'infiltration et l'épaississement du derme que nous discuterons plus tard, ne sauraient guère être douteux. Il n'y a d'ordinaire qu'un foyer primitif ; mais il peut y en avoir plusieurs (3 fois sur 9 obs.). Dans un cas on vit de nombreuses petites taches rouges disséminées s'agrandir, puis devenir confluentes.

Après la généralisation de la rougeur, la peau reste sèche ; il n'y a jamais à cette période ni bulles, ni vésicules en aucun point du corps. Mais quand il y a du prurit (4 fois sur 12), les endroits excoriés peuvent suinter : cela arrive même quelquefois aux plis articulaires sans qu'il y ait eu de démangeaisons vives. A ce moment l'aspect de l'éruption est tout-à-fait celui d'un érysipèle gigantesque, la peau est rouge, lisse, brillante parfois. Cet état de rougeur, sans aucune desquamation, se voit surtout lorsque l'éruption s'est étendue avec une grande rapidité ; mais il ne dure jamais bien longtemps, car l'*épiderme commence bientôt à s'exfolier*. Le plus souvent même les points primitivement atteints sont déjà en pleine desquamation lorsque la généralisation est complète. Mais il nous est fort difficile d'être très précis sur ce point, car on n'a encore observé le début que trois fois. (Deux fois la desquamation arriva vers le sixième ou le septième jour de la maladie et cinq jours après la généralisation de la rougeur ; une fois vers le douzième ou le treizième jour de la maladie, et deux ou trois jours après la généralisation de la rougeur). Il ressort cependant de l'ensemble de nos faits qu'elle commence du sixième au douzième jour, puis qu'elle s'étend avec rapidité. Il est plus que probable qu'elle suit dans cette évolution la même marche que la rougeur.

Les *symptômes généraux* peuvent se manifester dès le début, ainsi que nous l'avons vu ; ils précèdent même parfois l'éruption, mais ils se développent surtout à la période d'état.

PÉRIODE D'ÉTAT

Pour bien étudier l'éruption, il nous faut passer successivement en revue les lésions du derme et celles de l'épiderme.

LÉSIONS DU DERME

Nous venons de voir que d'ordinaire dès le dixième jour de la maladie, la surface tout entière du corps a pris une teinte que l'on a pu comparer à celle de la scarlatine, de l'érysipèle, d'une écrevisse ou d'un homard cuits. Sur nos douze cas, sept fois elle a été notée d'un rouge intense, trois fois d'un rouge sombre, une fois d'un rouge peu accentué, une fois enfin d'un rose brillant. Dans les deux derniers cas, après quelques jours d'hôpital, la teinte était devenue beaucoup plus vive. Une rougeur intense généralisée du derme est donc la règle dans la maladie d'Erasmus Wilson; parfois uniforme, elle peut varier suivant les périodes de l'affection, suivant les diverses régions du corps et suivant le traitement local subi. Elle diminue par la pression du doigt, tout en laissant une teinte jaune, ce qui prouve bien qu'il n'y a pas seulement de l'hypérémie, mais aussi de l'infiltration. Elle prend quelquefois un aspect assez semblable à celui de la deuxième période de l'eczéma. Mais la peau reste toujours sèche et on n'y trouve ni vésicules, ni bulles, ni suintement.

Dans trois cas, le derme était nettement infiltré et épaissi ; dans trois autres, il n'était qu'un peu infiltré ; dans trois autres enfin, il ne l'était pas du tout. Mais il faut ajouter qu'un de ces trois derniers malades avait de l'œdème des membres inférieurs, œdème qui laissa après sa disparition un état lardacé très marqué de la peau et du tissu cellulaire sous-cutané. Il est donc possible que l'infiltration ne soit que très faible, qu'elle disparaisse assez rapidement, qu'elle n'existe qu'à certains endroits du corps et à certaines périodes. Mais il est à peu près incontestable qu'il y a presque toujours à certains moments, surtout dans les premières semaines, un *épaississement du derme assez marqué*, pouvant aller fort loin, et donner lieu à un état lardacé des tissus qui deviennent d'un rouge violacé, rigides, semblables à de la couenne ou à du carton, et ne sont plus mobiles sur les parties sous-jacentes bien qu'ils ne leur adhèrent pas. Cette exagération du processus est surtout remarquable dans notre observation XIV, où sa généralisation et sa persistance ont été telles qu'elles ont entraîné la mort. La dureté et la souplesse des téguments dépendent des lésions que nous venons d'étudier.

Le malade éprouve dans certains cas une *sensation très nette de tension et de rétraction* de la peau ; elle lui paraît trop étroite et sur le point d'éclater au moindre mouvement ; il en vient même à ne plus oser bouger. L'état des téguments ne justifie pas toujours cette appréhension, mais quelquefois il se produit réellement des fissures vers les articulations.

Dans notre première observation, nous avons constaté que la rougeur n'était pas uniforme, mais qu'elle était parsemée d'un *piqueté rouge vif* siégeant autour des ori-

fices glandulaires. Ces orifices mêmes étaient marqués
par de petits points blanchâtres paraissant être consti-
tués par des amas d'épiderme. En certains endroits, on
voyait de nombreuses petites ponctuations transparentes, d'un blanc jaunâtre, au-dessous de la couche cornée,
comme s'il y avait eu une dilatation des glandes sébacées. En enfonçant une épingle avec précaution, on arri-
vait sans aucune douleur à ces petits points qui semblaient formés d'amas épidermiques dans les conduits
glandulaires. Le même malade avait une prédisposition
toute particulière au *purpura* ; pour le produire, il suffisait de gratter légèrement le derme de façon à détacher
les squames sans amener d'excoriations. C'était une
démonstration bien nette de la fragilité des capillaires
du derme.

Voyons maintenant les modifications que l'on observe
suivant les diverses régions.

Le cuir chevelu n'est pas très rouge dans la grande
majorité des cas ; c'est une des parties du corps que
l'éruption envahit en dernier lieu ; mais c'est là qu'elle
persiste le plus longtemps. Quelquefois il y a un peu de
suintement au-dessous des croûtes que forment les squames et les cheveux tombés. La nuque est presque toujours le point le plus atteint.

Dans trois de nos cas, la peau de *la face*, au front et
aux sourcils en particulier, a été épaissie, rigide, indu-
rée, immobilisée, d'un rouge foncé ; dans deux autres,
elle a été d'un rouge uniforme, et dans un autre d'un
rouge jaunâtre. Chez les deux malades qui ont peut-être
été le mieux observés, elle a été affectée aussi longtemps
que le cuir chevelu, et une fois elle a été envahie la première.

Les *paupières* se prennent très-facilement ; elles s'enflent outre mesure, et il se produit même des ectropions des paupières inférieures. Dans notre dixième cas, elles donnaient, grâce à leur rigidité, une expression d'étonnement tout-à-fait remarquable à la physionomie. Cet état a été surtout prononcé chez notre dernière malade qui ne pouvait plus fermer les yeux, et qui eut des ulcères de la cornée.

Ce degré excessif d'infiltration se rencontre également aux *lèvres* que l'on a vues très enflées, dures, épaissies et même ulcérées : il y a alors une véritable difficulté pour ouvrir la bouche et tirer la langue.

Les *oreilles* sont presque toujours rouges, violacées, très-gonflées, douloureuses, un peu humides, grâce à leurs plis nombreux, de telle sorte qu'on a pu dire qu'elles étaient eczémateuses. Le suintement est surtout abondant vers le sillon auriculo-mastoïdien. Le conduit auditif peut être atteint, et s'obstruer soit par un gonflement énorme des tissus, soit par des sécrétions abondantes d'épiderme, de cérumen, etc..., soit par ces deux causes réunies. C'est ce qui explique la fréquence de la surdité et des bourdonnements d'oreilles dans cette affection.

Le *thorax* a une teinte uniforme ou marbrée de taches d'un rouge plus foncé. C'est une des parties du corps les moins atteintes comme intensité et comme durée de l'éruption. Elle l'est moins que *le dos* qui peut présenter des plaques d'infiltration lardacée, et que *l'abdomen* qui prend dans quelques cas une teinte violacée, et suinte vers les régions inguinales. On a vu le maximum d'intensité de la manifestation cutanée siéger sur les parties latérales du tronc et y former deux bandes symétriques d'un rouge sombre, parfois excoriées et suintantes, qui se reliaient d'une part aux aisselles, d'autre part aux hanches, aux aînes et à la partie supérieure et interne des cuisses.

Il est fréquent d'observer du suintement *aux grands plis articulaires* (jarret, pli du coude, mais surtout aisselles, aînes, et pli interfessier) dans les périodes d'acuité de la maladie ; il s'y forme même des croûtes granulées (2 fois) et des fissures (1 fois). Dans tout le reste de leur étendue, les *épaules et les membres supérieurs* sont d'une sécheresse constante, d'une rougeur vive sans beaucoup d'infiltration.

Les *parties génitales* et *la face interne des cuisses* sont d'ordinaire très-enflammées suivant une large bande longitudinale qui va d'une part au pli interfessier, d'autre part au creux poplité. C'est vers ce dernier point qu'il y a eu dans notre huitième cas un gonflement œdémateux énorme, puis une infiltration lardacée des tissus cutanés et sous-cutanés. La face externe du *membre inférieur*, moins atteinte, présente un aspect un peu bigarré. Les *jambes* sont assez souvent (4 fois) œdématiées et lardacées ; mais elles peuvent être (1 fois) moins prises que le reste du corps.

Les *mains et les pieds* ne sont envahis qu'assez tardivement, d'abord par leur face dorsale, puis par leur face palmaire qui reste presque indemne dans quelques cas, et dans d'autres présente les lésions les plus accentuées.

LÉSIONS DE L'ÉPIDERME

Huit jours environ après l'apparition de la rougeur, la surface de la peau qui était lisse et luisante, devient

14

rugueuse; l'épiderme semble se dessécher; puis il se fendille, se sépare en petites écailles et *commence à s'exfolier*. En peu de temps, la desquamation devient générale, et prend ses caractères distinctifs. Elle constitue un des symptômes constants de la maladie, au même titre que la rougeur du derme, puisqu'elle existe dans tous les cas; mais, pas plus que cette rougeur, elle n'est caractéristique de l'affection. On la trouve tout aussi abondante, presque avec le même aspect dans les herpétides exfoliatrices; et on peut même dire que c'est grâce à ce phénomène si frappant qu'on a fait la plupart des confusions que nous avons signalées. On n'a pu croire en effet qu'il ne fût pas spécial à une seule et même entité morbide.

Ces remarquables produits épidermiques sont appelés dans nos observations *écailles, squames, lamelles ou lambeaux* : ils ont la grandeur d'un shilling, d'un quarter-dollar, d'un ongle de doigt, de lamelles de 4 à 8 centimètres et plus de long sur 4 à 5 de haut, ou de plusieurs pouces sur 1/2 pouce : ce sont même quelquefois des lambeaux ressemblant à des pièces de linge (mains et pieds), mais il y a tous les intermédiaires. Leur abondance est excessive; ils constituent une véritable incommodité pour le malade; à peine a-t-il pris un bain que dès le soir même il en est de nouveau recouvert; chaque matin on les recueille par poignées dans le lit, et on peut en remplir un verre de 4 à 6 onces, le quart d'une cuvette, une pleine assiette d'hôpital, etc... Leur *disposition* est des plus curieuses : sur le fond rouge de la peau, on voit ces squames de deux à trois centimètres de long sur un centimètre 1/2 de haut en moyenne, fines, blanches, nacrées, transparentes, adhérentes par leur bord supérieur, flottantes dans tout le reste de leur

étendue, frisottantes ou recroquevillées à leur bord inférieur qui peut être à deux ou trois millimètres au-dessus
du derme, qui recouvre parfois le bord supérieur de
l'écaille inférieure, parfois n'y arrive pas, et laisse aper-
cevoir le derme entre elles sous la forme d'une étroite
bande rouge ; de telle sorte qu'elles sont disposées (voir
les observations) comme les bractées du houblon, les
écailles des poissons, les tuiles d'un toit, la pâtisserie
feuilletée, les pièces d'une armure, les volants d'une
robe, en particulier comme des volants de gaze, etc...
c'est-à-dire qu'elles sont imbriquées. Les lignes d'insertion sont parallèles, du moins d'une façon approxima-
tive ; leur distance varie suivant les régions, suivant la
grandeur des squames,et suivant les individus. E.Wilson
les compare aux ondulations d'une mer tranquille, ou à
des lignes tracées à la craie sur un fond d'un rouge
intense ; la main descend le long d'un membre sans
rencontrer aucune résistance, comme si elle passait sur
une surface lisse, tandis qu'en remontant elle est arrêtée
par le bord libre des lamelles. (V. Thèse de Percheron,
p. 76.)

Tel est le *type principal* suivant lequel se fait la desquamation ; on le retrouve toujours en certains points,
surtout aux membres. Une des variétés de ce type est
constituée par une sorte d'état feuilleté de l'épiderme
formé de plusieurs lamelles superposées en couches
assez épaisses et adhérentes l'une à l'autre.

Nous avons observé un *second type de desquamation*
jusqu'ici peu remarqué, quoiqu'il ait été déjà vu et noté
trois fois. Les lamellesau lieu d'être des rectangles plus
ou moins parfaits, affectent alors la forme d'un cercle
de 1 à 3 centimètres de diamètre; leur centre est bru-

nâtre et adhérent, et, tout autour de ce centre, leurs bords sont décollés, flottants, d'un blanc nacré, recroquevillés. On dirait en somme que les points d'insertion des lamelles, au lieu de former des lignes parallèles et presque droites, forment des lignes concentriques. Cette variété n'existe qu'aux endroits où l'éruption est disposée en taches arrondies d'un rouge plus foncé ; par suite elle est surtout fréquente aux dernières périodes de la maladie, lorsque le processus commence à disparaître, ou bien aux régions où les lignes d'insertion ne peuvent que difficilement être droites, au crâne par exemple.

Quoiqu'il en soit, la desquamation est typique et elle atteint son maximum de développement lorsque le malade est pansé à sec, et n'est pas enveloppé ; elle persiste pendant des mois entiers avec tous ses caractères ; puis elle diminue peu à peu d'abondance ; les écailles deviennent de plus en plus petites, furfuracées, enfin elles disparaissent ; mais cette période de déclin dure assez longtemps. Les squames varient donc d'aspect suivant qu'on les considère aux périodes de début, d'état ou de déclin ; elles *diffèrent aussi suivant les régions* où elles se produisent.

Au *cuir chevelu*, elles sont presque toujours (cinq fois sur six) petites et pityriasiques. Dans un seul cas seulement elles étaient épaisses et dures ; mais il est fort probable qu'il ne s'agissait que de petites écailles agglomérées, car il y avait également un peu de séborrhée. L'aspect de cette région dépend d'ailleurs beaucoup de l'état des cheveux ; tant qu'il n'y a pas d'alopécie complète, il s'y forme assez souvent des croûtes qui la recouvrent quelquefois en entier, et au-dessous desquelles le derme est un peu humide. C'est quand elle est tout-à-fait glabre, qu'elle peut prendre un aspect craquelé, et qu'on peut y trouver les squames circulaires dont nous avons précédemment parlé. En résumé, on peut dire que la desquamation y est surtout pityriasique.

Elle peut avoir également ce caractère sur le *front et sur la face* (deux fois sur cinq) ; mais elle s'y fait aussi souvent en larges lamelles ; il est même dit dans une de nos observations que les squames y étaient aussi grandes que sur le reste du corps. Ceci ne semble pas être la règle ; elles y sont d'ordinaire un peu plus volumineuses qu'au cuir chevelu et moins qu'aux autres régions. Quand le malade a de la barbe, tant qu'elle n'est pas tombée, il est fréquent de voir s'y produire des croûtes jaunâtres simulant l'eczéma impétigineux. Il en est de même à la nuque et aux oreilles sur lesquelles nous avons déjà insisté.

Sur *le tronc, les épaules, les bras, les avant-bras, les cuisses et les jambes,* on trouve la desquamation typique imbriquée que nous avons décrite. Les squames sont petites sur la poitrine, un peu plus grandes sur le dos ; et elles atteignent leur maximum aux bras et surtout aux membres inférieurs. D'après la règle que nous avons posée, les rangées sont d'autant plus serrées que les lamelles sont moins larges.

Les *grands plis articulaires,* aines et aisselles, peuvent également avoir une desquamation sèche, d'ordinaire ils sont humides et présentent des croûtes granulées ou de l'épiderme macéré.

Nous pouvons répéter pour la desquamation ce que nous avons dit des *extrémités* à propos de la rougeur. Dix fois sur douze observations elles ne se sont exfoliées que

tardivement. Si nous prenons les mains par exemple,
nous voyons d'abord qu'elles paraissent indemnes, puis
il survient un peu de pityriasis sur leur face dorsale, et
aux plis articulaires des doigts; il s'accentue et commence à se produire à la face palmaire. Tout peut en
rester là (trois fois sur douze cas); mais le plus souvent
le derme de la paume des mains se prenant à son tour,
l'épiderme y tombe en larges lambeaux (sept fois sur
douze cas); parfois le processus inflammatoire y est
intense, et, grâce à l'épaisseur de la couche cornée qui
résiste, il se fait un léger exsudat entre elle et le derme;
il se produit ainsi à la face palmaire et au bout des doigts
des sortes de phlyctènes flasques d'un jaune blanchâtre,
et dont la sérosité fort peu abondante se résorbe; puis
l'épiderme tombe comme dans la scarlatine (trois fois
sur douze). Il ne semble pas qu'il y ait ici beaucoup de
desquamations successives. Ces différences tiennent sans
doute, ainsi que nous l'avons fait pressentir, aux
qualités toutes particulières qu'ont les téguments de ces
régions.

Les pieds sont peut-être pris encore plus tard : la desquamation y présente les mêmes variétés qu'aux mains ;
quatre de nos malades avec ou sans phlyctènes antérieures perdirent de véritables semelles d'épiderme. C'est
en moyenne deux mois après le début que se produisent
ces phénomènes vers les extrémités.

LÉSIONS DES POILS ET DES ONGLES

Les poils et les ongles sont des dépendances de l'épiderme. Il n'est donc pas étonnant qu'ils soient atteints;

leurs lésions sont fort importantes ; nous serions même tentés de les regarder comme caractéristiques de la maladie d'Erasmus Wilson.

L'alopécie est constante. Elle est expressément notée dans dix de nos observations, et son existence nous paraît incontestable dans les deux cas où elle n'est pas mentionnée ; voici pourquoi : dans l'observation X, il y a eu chute de tous les ongles, et on y parle du cuir chevelu comme s'il était à nu ; on y décrit en effet des écailles circulaires, adhérentes par leur centre, avec des bords blancs décollés. Il en est de même dans l'observation XIII, mais comme dans celle-ci on n'a pas noté d'altération des ongles, cet oubli a suffi pour que nous ne voulions pas la ranger parmi nos cas types : un motif semblable nous a fait laisser de côté l'observation XIV.

Dans la plupart de nos cas, l'alopécie était déjà fort avancée lorsque le malade est entré à l'hôpital ; mais rarement elle était complète ; quelques cheveux persistaient encore, rares, secs, minces, grêles, frisottants, et cédant aux moindres tractions : puis ils ne tardèrent pas à tomber en même temps que poussait un léger duvet. Cinq fois on a noté une chute totale de la chevelure ; trois fois on s'est contenté de dire qu'elle était très avancée, mais dans un de ces cas on n'a pu suivre le malade que pendant deux mois ; deux fois enfin on l'a mentionnée sans donner aucun détail. Elle se fait d'ordinaire peu à peu ; assez souvent toutefois elle est presque complète dès les premiers jours ; elle débute entre le quinzième et le quarante-cinquième jour de la maladie (six fois) ; cependant il semble qu'elle puisse être plus tardive, et ne commencer que vers le cinquième mois (une fois). La possibilité de cette anomalie expliquerait pourquoi elle est parfois méconnue. Il est probable qu'elle débute alors en réalité beaucoup plus tôt, mais qu'elle ne devient évidente qu'assez tard. Elle arrive à être totale vers le troisième ou le quatrième mois ; elle mettrait par suite deux ou trois mois à s'accomplir. Mais ce dernier chiffre est douteux ; car, dans les cas que nous avons vus, sa marche a été beaucoup plus rapide, et les observations qui nous ont servi de base sont peu précises à cet égard. (Cinq cas seulement sur dix de connus.)

Lors de la chute des derniers poils, les poils nouveaux repoussent déjà sous la forme d'un fin duvet ; mais ce duvet lui-même et les cheveux auxquels il a donné naissance peuvent tomber à leur tour à deux ou trois reprises, sous l'influence de rechutes successives de l'affection. Cette alopécie ne paraît point être causée par un processus inflammatoire ; il n'y a pas de tuméfaction ou d'injection plus intense du derme autour du follicule ; mais il se fait une sorte d'atrophie du bulbe pileux tout-à-fait semblable à celle qui se produit dans la pelade décalvante. De même que dans certains cas de cette variété de pelade, ce ne sont pas seulement les cheveux qui sont atteints, mais tous les autres poils du corps. Nous avons trouvé peu de renseignements sur ce point particulier. Néanmoins, dans cinq observations où l'on a fait attention à ce phénomène, on a noté que tous les sourcils étaient tombés, qu'il en avait été de même pour les cils, quoique ceux de la paupière supérieure eussent persisté plus longtemps que ceux de l'inférieure, pour tous les poils du corps, en particulier pour ceux du pubis, et dans un cas pour ceux de l'anus. Les moustaches disparaissent rapidement, mais la barbe est peut-être une des régions pileuses du corps qui résistent le plus. Cependant elle est tombée en totalité dans trois circonstances.

Les ongles sont aussi souvent atteints que le système pileux. Dans dix de nos observations, on a vu s'y produire de profondes altérations ; et il est permis de croire que si leurs lésions n'ont pas été notées dans les cas VII et XIII, c'est uniquement parce qu'on n'a pas suivi assez longtemps les malades.

Cinq fois on a observé leur chute totale ; dans notre cinquième cas, il n'y a eu que ceux de l'auriculaire et du pouce droit d'épargnés ; dans notre premier cas, celui du pouce droit s'est émietté ; dans notre quatrième cas, on a perdu de vue le malade au soixante-quinzième jour de l'éruption, et déjà l'ongle de l'auriculaire était tombé. En somme, leur chute partielle ou totale s'est produite huit fois, et deux autres fois, ils étaient fort altérés (mous et minces vers la matrice, — décolorés et rayés de sillons longitudinaux.)

Il est difficile de préciser l'époque à laquelle se fait leur chute et son mode de production ; car il y a de notables différences suivant qu'elle est totale ou partielle, suivant que le processus morbide intéresse très activement ou non la matrice unguéale.

Premier cas : La chute est totale et rapide. — On dirait que la matrice est frappée d'une sorte d'atrophie ou de mortification semblable à celle des bulbes pileux ; aussi débute-t-elle à la même époque, et la chute peut-elle commencer dès la cinquième ou la sixième semaine (Obs. II et IV). L'ongle n'est pas épaissi ; il est sec et un peu opaque ; il est détaché carrément, tout entier, de la matrice et du derme sous-unguéal. Parfois il adhère à l'épiderme en desquamation du bout du doigt, et forme avec lui une sorte de gant complet qui tombe d'une seule pièce ; c'est une desquamation totale par excellence. En pareil cas, en moins de trois mois il n'y en a plus un seul ni aux pieds ni aux mains ; ils mettent pour disparaître le même temps que les cheveux.

2ᵉ cas : La chute est totale et moins rapide. — Ils ne commencent à tomber qu'après avoir été altérés pendant plusieurs mois (3 mois 1/2, obs. V ; 10 mois dans une rechute, obs. III) : mais ils n'ont plus le même aspect que dans le cas précédent. Ils sont rugueux, décolorés et surtout épaissis. M. le Dʳ Lailler a eu l'extrême obligeance de nous montrer au musée de l'hôpital Saint-Louis une pièce (nᵒ 778) excessivement curieuse parce qu'elle est un type de la disposition qu'ils prennent alors (1). On y voit l'ongle ancien tel qu'il était au début de l'affection ; il a été coupé carrément à sa partie postérieure, au niveau de la matrice, comme dans la première catégorie ; mais au lieu de se détacher tout de suite, il est resté adhérent aux couches inférieures : celles-ci ont été prises d'une sorte de prolifération semblable à celle qui se fait du côté de l'épiderme, et il s'est successivement formé une grande quantité de couches cornées, feuilletées, qui se sont superposées. En résumé, l'ongle primitif a été reporté en avant par les productions cornées nou-

(1) Il est fort probable, ainsi que l'a dit M. le Dʳ Lailler, que le malade sur lequel on a modelé cette pièce, a eu une maladie d'E. Wilson. Malheureusement, il est arrivé à l'hôpital Saint-Louis presque entièrement guéri, et M. le Dʳ Lailler, malgré toutes ses recherches, n'a pu retrouver son observation.

velles émanées de la matrice dont il est complètement
séparé, et de plus il se trouve juché sur un amas de
lamelles cornées stratifiées, plus ou moins régulières, et
qui atteignent jusqu'à plusieurs millimètres d'épaisseur
(au moins 6 ou 7, au pouce.) Au bout d'un certain temps
ces masses cornées tombent d'une seule pièce en laissant
à nu le derme sous-unguéal ; mais l'ongle primitif peut
disparaître seul, puis les lamelles stratifiées secondaires
s'exfolient à leur tour, en se détachant en masse à une
rechute (Voir obs. III). Ce processus complexe, et que
nous ne donnons d'ailleurs que sous toutes réserves, car
nos documents sont bien incomplets et bien peu nombreux pour nous permettre d'affirmer, explique pourquoi
certains observateurs disent que les ongles se sont exfo-
liés : ce n'est pas l'ongle primitif qui l'a fait, mais les couches cornées irrégulières qui se sont produites au-dessous de lui. On comprendra également que ces altérations
soient fort lentes et qu'elles puissent ne se terminer qu'au
bout de 7 à 10 mois.

3e cas : Altérations légères. — Si la matrice
unguéale est encore moins touchée, il est possible qu'un
ongle seul soit assez pris (Obs. I) pour s'épaissir un peu,
jaunir, se détacher partiellement, se fendiller suivant des
stries longitudinales, puis s'émietter vers le septième
mois. Enfin les ongles peuvent rester presque normaux,
et ne présenter que de la sécheresse, un peu de décolo-
ration, quelques ponctuations, quelques stries longitudinales, mais surtout une profonde dépression transver-
sale correspondant à l'époque où a eu lieu l'affection, dépression sur laquelle on remarque des sillons secondaires
se rapportant plus particulièrement aux poussées fébriles.

Quant à l'*ordre* suivant lequel les ongles sont atteints, nous croyons qu'il n'y a rien de fixe. Tantôt celui de l'auriculaire est tombé le premier, tantôt il a été seul respecté avec celui du pouce ; ce dernier à son tour paraît avoir été assez souvent le plus affecté. Dans un cas, on a noté que ceux des mains ont disparu avant ceux des pieds ; mais, quand ceux-ci ont été enlevés, on s'est aperçu que les ongles nouveaux étaient plus avancés aux pieds qu'aux mains, ce qui est en contradiction formelle avec le premier fait. Il nous est donc impossible de conclure...

Quoiqu'il en soit, il y a un fait certain et constant, c'est que leur chute a lieu d'une façon spéciale, sans douleur aucune, sans inflammation périphérique ; il n'y a ni onyxis, ni périonyxis, ni suppuration. La couche productrice de l'ongle semble subir d'abord une sorte d'atrophie qui permet dans certains cas à cet organe de se détacher tout d'une pièce ; puis elle est prise d'une suractivité anormale, grâce à laquelle elle forme des stratifications cornées irrégulières et caduques. Mais tout se borne parfois à une simple diminution de nutrition comme dans certaines maladies fébriles. Ce que nous venons de dire montre qu'on ne doit pas attacher une grande importance aux catégories précédentes, surtout aux deux premières. Au fond, c'est le même processus ; mais, dans le premier cas, l'atrophie des couches productrices de l'ongle est assez forte pour en amener la chute rapide, et les stratifications cornées ne se produisent qu'après sa disparition. N'est-il pas possible d'ailleurs de rattacher ces lésions de tous les phanères au même processus que l'exfoliation cutanée ? Ne peut-on pas les expliquer par un trouble de nutrition allant parfois jusqu'à l'atrophie

de certaines couches épidermiques? Les modifications
du tégument aux diverses régions du corps ne peuvent-
elles pas rendre compte des variétés que présentent les
symptômes? Là où l'épiderme est mince, la couche cornée
s'exfolie en lamelles fines et nombreuses; là où il est épais
(paumes des mains, plantes des pieds), la clinique nous
montre que les altérations sont presque de même nature
que celles des ongles, et elles établissent une transition
naturelle entre elles et les précédentes; elles se font
tard, les couches cornées tombent d'un bloc, et cette mue
ne se répète pas souvent; le processus semble donc con-
sister ici en une première phase d'atrophie d'une des
couches fondamentales de l'épiderme, amenant la séparation des couches cornées. Puis, comme pour les ongles
d'ailleurs, comme pour le reste des téguments, peut survenir une période de perturbation de nutrition (Formation de stratifications des couches cornées). Nous n'insis-
terons pas sur des considérations aussi discutables;
nous voulions seulement montrer qu'il ne faut pas invo-
quer deux processus distincts pour expliquer la production énorme de lamelles épidermiques d'une part, d'autre
part la chute des phanères: les différences ne sont qu'apparentes et ne tiennent qu'à des variétés dans l'intensité
de la lésion et dans la structure des tissus (1).

Tant que la maladie dure, les ongles repoussent mous,
volumineux, fort épaissis (noté cinq fois), rudes et raboteux, d'un jaune opaque. Ces stratifications cornées qui
ne sont pas douloureuses, sont dans quelques cas fort peu
adhérentes (Obs. II), et elles doivent tomber quelquefois
en masse, ainsi que nous l'avons dit. On y remarque
des dépressions et des crêtes transversales, des stries

(1) Voir la note de la page 154.

longitudinales, et elles peuvent s'exfolier. Après la terminaison complète de l'affection, elles deviennent au contraire minces, transparentes, quoique encore un peu
inégales, et elles commencent à se transformer peu à peu
en tissu unguéal vrai. Le malade est complètement guéri
depuis plusieurs mois quand les ongles normaux sont
reformés (1).

Importance de la chute des phanères. — La
chute des phanères donne à l'affection que nous étudions un cachet tout particulier. Il est probable qu'on
doit toujours l'y rencontrer à un degré quelconque.
Certes, nous ne croyons pas que toute maladie d'Erasmus
Wilson doive fatalement s'accompagner d'alopécie complète généralisée à tout le corps, et de chute des vingt
ongles ; mais nous laisserions volontiers à côté de notre
groupe un fait qui en présenterait les autres symptômes, mais dans lequel toutes les régions pileuses du
corps et tous les ongles seraient restés indemnes. Il est
d'ailleurs bien peu d'affections en dehors des lésions
nerveuses et de l'ataxie locomotrice (2) qui présentent ce

(1). Un cas que nous venons d'observer à Saint-Louis, dans le service de
M. le professeur Fournier, et dont nous devons la connaissance à notre
excellent collègue et ami, M. Perrin, nous fait croire que les ongles ne repoussent pas toujours avec leurs caractères normaux dans la maladie d'Erasmus
Wilson. Le malade en question avait eu selon toute probabilité en 1858, une
maladie d'Erasmus Wilson, pendant laquelle il avait perdu tous les phanères.
Les cheveux avaient bien repoussé, mais non les ongles qui depuis ont toujours été remplacés par une lamelle mince et ridée d'épiderme corné. Inutile
d'ajouter que, depuis 1858 jusqu'en 1882, le malade n'avait eu aucune autre
manifestation cutanée.

(2). *De la chute spontanée des ongles chez les ataxiques*, par Pitres (*Progrès
médical*, n° 8, 1882). *Chute des ongles dans l'ataxie locomotrice*, par Roques;
(*Soc. méd. des hôp.* 12 mai 1882). Pouget, *de la chute des ongles dans les
affections nerveuses et en particulier dans l'ataxie locomotrice*. (Thèse de
Paris, 1882).

dernier phénomène. Il se voit cependant encore dans quelques maladies générales, dans la syphilis, la fièvre typhoïde, le diabète, la lèpre ; mais il est rare, et coïncide avec des symptômes de la plus grande gravité. La chute des ongles se rencontrerait dans l'eczéma ; nous n'en avons pas trouvé d'observations détaillées : tous les auteurs disent qu'elle se voit dans le psoriasis ; mais n'y a-t-il pas eu là des confusions et des erreurs de diagnostic ? Nous n'en connaissons qu'un seul cas, (Thèse de M. le Dr Ancel, page 129), et le processus nous semble différer fort de celui que nous venons de décrire. La perte des poils et des ongles est notée par Rayer dans son pityriasis général, par M. le professeur Hardy et par ses élèves dans le pemphigus foliacé : les cas qui leur ont fait poser ces conclusions n'étaient-ils pas des maladies d'Erasmus Wilson? En somme, la constance de ce phénomène dans cette affection, comparée à sa rareté, nous dirions même à son absence dans les autres, nous font croire qu'il constitue un des moyens les plus sûrs de la diagnostiquer, qu'il lui donne une physionomie à part, et qu'on doit en tenir grand compte si on veut en rechercher la nature.

ANOMALIES DE L'ÉRUPTION

Pendant le cours de la maladie, on peut voir sur les téguments tout autre chose qu'une rougeur uniforme et qu'une desquamation sèche. Il se produit en effet quelquefois des éruptions anormales qui induisent en erreur si on examine le malade à ce moment pour la première fois. C'est ainsi qu'à certaines périodes, l'aspect de la peau peut se rapprocher de celui de l'eczéma. Le suintement qui se fait aux plis articulaires devient plus abondant, et s'étend un peu aux parties voisines. Il arrive alors que les malades exhalent une odeur fade ou fétide semblable à celle de la valériane. Dans l'observation 3, à la suite d'une des dernières rechutes, il s'est même déclaré un véritable eczéma craquelé avec suintement et démangeaisons. Tout observateur superficiel qui aurait vu le malade à ce moment aurait conclu que c'était purement et simplement un eczémateux. Les topiques eux-mêmes peuvent aider à produire ces manifestations trompeuses; on a vu (Obs. II) des applications de chloral déterminer un eczéma artificiel sur les membres inférieurs.

Dans l'observation I, on a vu survenir une *éruption bulleuse* fort discrète : quelques bulles se sont formées aux plis des coudes, et une seule au-devant du sternum au troisième mois de la maladie. Elles étaient arrondies, bien pleines, de 7 à 8 millimètres de diamètre environ, translucides, quoique leur liquide fût un peu sanguinolent, non douloureuses; elles persistèrent plusieurs jours avec ces caractères, puis crevèrent et disparurent en laissant à la place qu'elles avaient occupée une rougeur plus intense et un épaississement plus marqué du derme, mais pas la moindre ulcération. Dans le cas de Sparks, il se produisit une éruption beaucoup plus confluente de pustules; elles débutèrent sur l'avant-bras et le bras gauche vers le deuxième mois de l'éruption, puis il s'en forma sur le sternum, et quinze jours après il y eût une nouvelle poussée sur le visage et sur le dos. Elles commençaient par des papules; en quelques points elles avortèrent et restèrent à cet état. Comme dans le cas précédent, elles disparurent en laissant de l'infiltration du derme.

Nous ne voyons pas trop quelle importance peuvent avoir ces éruptions inconstantes, limitées, fugaces, et qui ne surviennent qu'au milieu de la période d'état. Ce ne sont pas évidemment des preuves de l'existence d'un pemphigus foliacé, ainsi que quelques personnes pourraient le croire, car elles ne présentent aucun des caractères des bulles de cette variété de pemphigus, et elles n'ont nullement existé au début. Il est probable qu'elles tiennent à une intensité particulière du processus en certains points ; mais ce n'est là qu'une hypothèse fort discutable.

Nous avons déjà dit plus haut, que dans quelques circonstances, la peau pouvait devenir *lardacée*. D'autrefois elle est le siège d'un *œdème* très considérable surtout aux extrémités inférieures, œdème qui ne s'accompagne pas d'albuminurie. (Cas VIII). Les glandes de la peau peuvent également s'enflammer : on a signalé des *pustules acné'qu°s*, des orgeolets. A plusieurs reprises on a vu des *furoncles* survenir isolément ou par véritables poussées à diverses périodes (1er mois, 7e mois). Dans un cas, il y a eu nettement de la séborrhée du cuir chevelu.

Vers la fin de la maladie (5e et 6e mois), alors que la rougeur commençait à disparaître, et que la desquamation n'était plus que furfuracée, il s'est fait dans deux cas vers les poils de la face dorsale des premières phalanges, des *accumulations coniques d'épiderme* paraissant analogues aux cônes épidermiques du pityriasis pilaris de M. le Dr Richaud. Nous ne faisons que signaler ce fait, parce qu'il a besoin d'être confirmé et analysé avec plus de précision. S'il était vrai, il ne signifierait point que la maladie de Devergie, et que la maladie d'Erasmus Wilson sont identiques, car nous avons montré plus haut combien sont grandes les différences qui les séparent ; il signifierait simplement que le symptôme sur lequel a tant insisté M. le Dr Richaud n'est pas pathognomonique de l'affection où il est si fréquent de l'observer.

LÉSIONS DES MUQUEUSES

L'éruption peut les envahir, mais ce n'est pas une règle absolue.

Deux fois les *conjonctives* ont été très enflammées, rouges, tuméfiées, et les malades ont éprouvé tous les symptômes d'une conjonctivite. (Larmoiement, sensation de gravier, etc...,) plusieurs fois elles ont été simplement injectées.

La *muqueuse nasale* peut se recouvrir de croûtes et être le siège d'hémorragies.

Dans l'observation I, *les lèvres* étaient rouges, enflées, rigides ; elles portèrent dès le deuxième mois sur leurs bords libres et sur leur face muqueuse des exulcérations superficielles à contours circinés, violacés, à fond un peu jaunâtre. Ces lésions étaient surtout marquées vers les commissures. Dans l'observation II, également au début du deuxième mois, elles se recouvrirent à leur face interne de concrétions pseudo-membraneuses d'un blanc grisâtre, épaisses de 1 millimètre, un peu adhérentes, mais faciles à détacher, et laissant alors à nu une surface très rouge, granuleuse, qui saignait facilement, et parfois même avec abondance. Ces sortes de fausses membranes se formèrent aussi sur les gencives, sur la face interne des joues et sur la langue, surtout à sa face inférieure où elles persistèrent assez longtemps.

Dans une autre circonstance (Obs. XI), dès la troisième semaine, les *gencives* étaient parsemées de taches blanches ; on les enlevait facilement, et elles laissaient au-dessous d'elles la muqueuse un peu rude, comme du verre pilé, mais sans autre altération. On fit l'examen microscopique de cette matière blanche, et on vit « qu'elle consistait en une agrégation et un feutrage de « baccilli, longs et grêles, circonscrivant des espaces « cellulaires remplis d'une matière contenant d'innom-« brables particules sphéroïdales (microcci ?) sur les-« quelles la solution de potasse n'avait aucune action. » (Buchanan Baxter.)

Dans la moitié de nos observations sont signalées des altérations de la *langue*. Vers le deuxième mois, il y a eu quatre fois des excoriations assez superficielles ou des fissures qui ont persisté pendant deux ou trois semaines. Quatre fois, vers la même époque, il y a eu une sorte de glossite légère qui s'est caractérisée, soit par les concré-tions pseudo-membraneuses d'un blanc grisâtre que nous avons déjà signalées, soit par des tubercules blan-châtres, assez saillants, peu douloureux, disposés par groupes vers un des bords, soit par des plaques blanches, à contours irréguliers, soit enfin par des plaques blan-ches et des fissures. Ordinairement, pendant presque toute la maladie, la langue est rouge, un peu fendillée, ou bien tout à fait normale.

Au début, la *gorge* peut se prendre. On voit alors un peu de rougeur, un peu de piqueté, ou même des exco-riations superficielles sur le voile du palais ; la dégluti-tion est un peu douloureuse ; puis ces symptômes d'an-gine en somme assez légère passent rapidement. On les a aussi observés au deuxième mois de la maladie.

Dans deux cas, le *prépuce* était tellement enflammé qu'il avait pris une couleur violacée presque hémorragique. Il y avait un phimosis excessivement étroit, et la muqueuse balano-préputiale suintait abondamment.

Il serait enfin possible de dire que les troubles gastriques, que les vomissements rebelles parfois observés (cas inédit de M. le Dr Vidal), et que la diarrhée du début, sont des signes de l'envahissement de la muqueuse gastro-intestinale par l'éruption. Nous n'avons certes pas l'intention de combattre cette hypothèse, car elle est de celles que l'on peut émettre sans beaucoup de craintes de la voir réfuter avec pièces à l'appui; mais nous croyons plus sage de nous tenir dans une prudente réserve.

PHÉNOMÈNES DOULOUREUX QUE L'ON OBSERVE
DU CÔTÉ DE LA PEAU

Examinons maintenant quelles sont les sensations que les manifestations cutanées font éprouver aux malades. Elle n'ont été signalées que dans dix observations.

Deux fois, les *démangeaisons* étaient intenses et ennuyeuses; trois fois, elles étaient fortes, mais tolérables ; quatre fois, très légères, et elles n'ont complètement manqué qu'une seule fois. Elle ne persistent jamais pendant toute la durée de la maladie; elle se déclarent au début, puis elle diminuent et disparaissent; mais elles peuvent reprendre à certaines périodes et surtout aux rechutes. Elles sont plus vives la nuit, et sont exaspérées par certaines conditions atmosphériques, en particulier

par les changements un peu brusques de température.
En somme, elles constituent un symptôme assez constant;
elles sont la principale cause des excoriations et du suintement.

Les malades éprouvent assez souvent une autre sensation très pénible, *sensation de cuisson*, de brûlure vive qui est beaucoup plus intense que le prurit, quoiqu'il soit fort rare qu'elle existe sans lui. Mais elle le prime tellement que les malades chez lesquels ces deux phénomènes existent ne se grattent même pas.

Ils ont aussi quelquefois une sensation très incommode de *chaleur ardente* qui les oblige à se tenir découverts pendant la nuit, qui coïncide d'ordinaire avec une réaction fébrile accentuée, et alterne avec des frissons. Ils sont *très sensibles au froid* : dans sept de nos observations il est dit qu'ils grelottaient constamment dès qu'ils étaient exposés à l'air, et qu'ils souffraient des variations atmosphériques. Ce n'est pas là d'ailleurs un symptôme spécial à la maladie d'Erasmus Wilson, car il se voit dans la plupart des dermatoses généralisées (psoriasis-eczéma.)

Nous avons déjà parlé de la sensation douloureuse de tension que peut donner l'infiltration du derme, et de la crainte dans laquelle sont la plupart des sujets atteints qui n'osent bouger, de peur de faire éclater les téguments. Aussi n'y insisterons-nous pas.

PHÉNOMÈNES GÉNÉRAUX

Pendant que ces divers symptômes se produisent du côté de la peau, le malade est loin de garder le même bon état général qu'un psoriasique ou qu'un eczémateux. Il se produit chez lui un *amaigrissement* rapide et notable qui est même effrayant dans quelques cas, puisqu'en peu de jours il peut perdre plus de quinze kilogrammes (Obs. II). En même temps ses forces s'épuisent. Il éprouve une sensation très nette d'accablement ; il ne peut ni marcher ni se tenir debout ; ses jambes sont faibles ; il est obligé de garder le lit ; il est atteint d'une sorte de parésie générale, et il tombe parfois dans un état de profonde cachexie. Ce dernier degré n'est pas la règle ; mais même dans les cas bénins de maladie d'E. Wilson, il en est comme dans les autres maladies générales graves, comme dans la fièvre typhoïde par exemple, le sujet est toujours touché.

Il y a assez souvent un peu d'*insomnie* : *l'appétit* est très diminué dans les premières périodes ; puis il reparait, devient aussi bon qu'avant, s'exagère quelquefois (« *voracious* ») et reste rarement mauvais jusqu'à la fin de l'affection, à moins que la terminaison ne soit fatale. (Cas inédit de M. le Dr Vidal ; troubles gastriques et vomissements rebelles jusqu'à la mort.)

Les digestions se font bien d'ordinaire. Dans cinq de nos observations, il y a eu au début une *diarrhée* très prononcée. Mais elle a toujours été passagère, et n'a duré que quelques jours, que quelques semaines, en reparaissant cependant aux rechutes ; puis elle a fait place à une *constipation* assez opiniâtre, qui a semblé s'accentuer suivant la remarque de notre excellent maître, M. le Dr Vidal, à mesure que la desquamation est devenue plus abondante. On a été même obligé de la combattre par des purgatifs répétés. D'autrefois, elle alterne avec la diarrhée. Celle-ci est d'autant plus intense et plus pro-

longée que le cas est plus grave. Dans l'observation inédite de M. le Dʳ Vidal, elle fut continuelle pendant les
six semaines que la malade resta à l'hôpital. Il est donc
probable qu'elle constitue un des symptômes les plus
importants et les plus caractéristiques lorsque la mort
doit arriver : elle persiste alors, et ne fait que s'aggraver
jusqu'au dénouement ; c'est également ce que nous
voyons dans le cas XIV.

Il en de même pour les *voies respiratoires ;* dans les
cas ordinaires, il y a de temps en temps un peu de bronchite que l'on a vue s'accompagner de pleurodynie ; mais
qui n'est guère inquiétante : au contraire, quand
l'affection devient grave, la poitrine se prend sérieusement, et peut présenter une congestion pulmonaire intense. (Cas inédit de M. le Dr Vidal et obs. XIV).

Le cœur ne reste pas toujours indemne, et, dans deux
circonstances, il s'est formé pendant le cours de la maladie un souffle systolique nettement mitral, localisé à
la pointe, souffle d'endocardite, comparable à celui qui se
produit dans une attaque de rhumatisme articulaire
aigu. Il est un autre symptôme qui a été bien rarement
signalé, mais que nous avons trouvé si net dans une
circonstance que nous croyons devoir attirer l'attention
sur lui ; nous voulons parler de l'*engorgement des ganglions lymphatiques.* Dans le cas dont nous parlons
(Obs. III), ils se prirent tous, inguinaux, axillaires, cervicaux, épitrochléens, etc...; ils diminuaient en même
temps que l'éruption, et reprenaient leur grosseur dès
qu'il y avait une nouvelle poussée: ils étaient durs, volumineux, indolents, distincts les uns des autres, sans aucune
inflammation, sans aucun empâtement des tissus voisins ; rappelant ce qui se voit dans l'adénie ou dans le

mycosis fongoïde. Ce fait nous semble fort curieux; il appelle de nouvelles recherches.

Les urines ne renferment d'albumine que lorsque la mort est proche (cas XIV), et encore pas toujours (cas inédit de M. le Dr Vidal). Il y en eut cependant des traces dans notre septième cas qui fut suivi de guérison. Mais au moment où l'on observa ce rare symptôme, qui ne fut que très passager, la malade était dans un état on ne peut plus grave, dans la prostration et la stupeur la plus complète : elle eut même à cette époque de l'incontinence d'urine pendant deux jours.

La quantité des urines serait diminuée dans les premières périodes de l'affection : elles seraient alors peu abondantes, colorées, acides, chargées d'urates et de phosphates, d'une densité de 1027 à 1030 environ; puis, à mesure que l'éruption décroit, et que la fièvre cesse, elles redeviennent normales. Dans un seul cas, (Obs. II) il y eut sans motifs apparents un peu de polyurie pendant quelques jours de la convalescence.

COMPLICATIONS

Dans les cas où le processus morbide a une grande intensité, il peut survenir du côté de la peau de véritables complications au 2e et au 3e mois.

A plusieurs reprises on a vu se former des *abcès*, les uns peu graves (abcès tubériformes des aisselles; petits abcès de la barbe et du pubis), d'autres plus considérables, renfermant plusieurs cuillerées de pus, et siégeant au pli de l'aîne et aux membres inférieurs. Dans le cas

inédit de M. le Dr Vidal, il se produisit deux *anthrax*
énormes à la région dorsale.

Quand l'état est très-grave, on voit survenir en outre
sur les parties saillantes de la région postérieure du corps
une rougeur plus vive suivie vers la cinquième semaine
d'*érosions* d'abord superficielles puis plus profondes
qui nécessitent l'emploi du matelas d'eau. Les lésions
peuvent s'arrêter là ; mais le plus souvent il se forme en
ces points des *eschares* qui prennent dans certains
cas de grandes proportions, ainsi que cela s'est vu
dans l'Observation II, où l'eschare du sacrum qui
commença à six semaines atteignit 8 centimètres sur
cinq, et laissa l'os à nu lorsqu'elle se détacha. On en a
également vu aux malléoles, aux talons, aux grands trochanters, à l'épine iliaque postérieure et supérieure, au
scapulum, au coude et même au cou, à toutes les régions
enfin qui peuvent être soumises à une pression. La facilité avec laquelle elles surviennent s'explique aisément si
l'on songe que les malades sont obligés de garder le lit,
qu'ils y sont souvent immobilisés par une excessive faiblesse et par l'état de tension des téguments, qu'il est
malaisé de les tenir très-propres, et que la peau est déjà
atteinte par le fait même de l'éruption. Toutefois, il ne
faudrait pas croire que ces accidents soient très-fré-
quents, ils n'existent que dans les états les plus sérieux,
et nous ne les avons trouvés notés que dans quatre observations.

Nous avons déjà vu par quel mécanisme se produisait
la *surdité* ; outre l'obstruction du conduit auditif, n'au-
rait-elle pas dans certains cas une cause nerveuse ? Les
phénomènes qui se passent du côté de la vue, pourraient
nous le faire soupçonner. Deux fois en effet, (Obs. I, et

Obs. III), vers la fin de l'affection, (à 4 mois 1/2 et à 6
mois), les malades ont été pris sans cause appréciable de
troubles oculaires assez curieux. Ils n'y voyaient plus
distinctement ; tous les objets leur paraissaient être enveloppés d'un brouillard ; l'un d'eux ne pouvait plus distinguer la rangée de lits qui était située dans la salle
en face de la sienne. Les deux yeux lui donnaient la même
sensation. Dans un cas on a pratiqué l'examen ophthalmoscopique et on a trouvé le fond de l'œil normal. Peu
à peu ces symptômes ont disparu, et, au bout de trois à
quatre semaines, la vue avait repris toute son acuité. Il
est incontestable qu'il s'agit là de troubles nerveux : ils
se sont produits d'ailleurs très-tard, à la même époque
que les complications de cet ordre.

Dans l'Observation I, vers le milieu du troisième mois,
il survint sans cause aucune *une iritis* de l'œil gauche :
il y eut tous les phénomènes, douleurs circumorbitaires
excessivement intenses, photophobie, trouble de l'iris,
cercle d'injection périkératique ; dès qu'on s'en aperçut,
on instilla quelques gouttes d'un collyre à l'atropine, et
on vit qu'il s'était déjà produit des synéchies postérieures, car la pupille était complètement déformée. Un mois
plus tard, il y avait encore des traces de ces adhérences
sur la cristalloïde antérieure. L'iritis évolua comme une
iritis syphilitique, et guérit au bout de quinze jours.
Deux mois après, en pleine convalescence, il y eut une
récidive au même œil ; les mêmes phénomènes se
manifestèrent encore, mais avec beaucoup moins d'intensité.

Nous savons que dans les cas graves les *vomissements*
et la *diarrhée* du côté du tube digestif, la *congestion pulmonaire* du côté des voies respiratoires, *l'albuminurie*

du côté des reins, peuvent devenir de véritables complications qui précipitent la terminaison fatale. Nous ne reviendrons pas sur ce sujet.

Il survient parfois dans le cours de l'affection quelques manifestations articulaires : dans un cas, il se produisit une *hydarthrose* des deux genoux qui dura quelque temps, puis disparut peu à peu ; dans notre septième cas, la malade souffrait beaucoup des épaules et des genoux dès qu'elle faisait un mouvement ; dans le onzième, il y eut vers le soixantième jour une attaque de *rhumatisme articulaire aigu*. Il est vrai qu'il s'agissait dans ces deux dernières observations de personnes nettement rhumatisantes.

Mais c'est du côté du *système nerveux* qu'on a vu se manifester les phénomènes les plus remarquables. Nous avons déjà cité des troubles oculaires auxquels on ne peut assigner d'autre cause. Il existe souvent un affaiblissement marqué de toute la partie inférieure du corps, sorte de *paraplégie incomplète* qui s'est même accompagnée dans un de nos cas d'incontinence d'urine passagère, et, dans un autre, d'une sensation d'engourdissement vers la partie inférieure de l'abdomen. Ces phénomènes se produisent surtout vers la fin de la maladie, mais quelquefois dès le troisième mois (Obs. IV et VII). Dans l'Observation II on vit survenir au sixième mois une *paralysie complète du gros orteil droit* qui restait demi-fléchi et immobile ; un peu plus tard on s'aperçut que la jambe droite tout entière était plus faible que la gauche, et ne pouvait plus supporter que difficilement le poids du corps. L'extension du gros orteil était toujours impossible ; et celle du pied sur la jambe était bien moins énergique qu'à gauche. La paralysie était complète

pour l'extenseur propre, incomplète pour l'extenseur
commun et le jambier antérieur. La contractilité électrique
était très affaiblie pour ces deux derniers muscles, presque nulle pour l'extenseur propre. Cette complication ne
céda que lentement à l'électrisation ; et, plus de deux
mois après son début, quoique la jambe fut devenue plus
forte, le gros orteil ne pouvait encore se relever : ce dernier symptôme ne disparut qu'après avoir duré plus de
quatre mois. Dans l'Observation IV, qui est malheureusement incomplète, il y eut aussi paralysie d'un des
membres inférieurs, et, chose étrange, ce fut encore à
droite qu'elle siégea. Après leur guérison, les malades
ont souvent remarqué que leurs jambes restaient faibles,
qu'elles cédaient parfois sous eux, et qu'ils ne pouvaient
faire un travail fatigant : ils ne reviennent que lentement à leur état normal.

FIÈVRE, MARCHE DE LA TEMPÉRATURE

On a noté de la fièvre dans neuf de nos observations.
Dans les autres, il est fort possible qu'elle ait existé, car on
n'a vu les malades qu'assez tard (une fois au bout de deux
mois), et peut-être ne les a-t-on étudiés que le matin.
Dans un seul cas, on a noté de l'apyrexie, puisque la
température observée à l'entrée a été de 97°5 Fahr, (36°9) ;
mais ce fait n'a aucune valeur : 1° parce que l'affection
datait déjà de quatre mois et demi au moment où l'on a
pris cette température ; 2° parce qu'on l'a prise le matin ;
3° parce qu'on n'a pas donné celle des jours suivants.
Les trois cas précédents étant douteux ou peu probants,
nous pouvons donc conclure que la fièvre est un symp-

tôme constant à la période d'état de la maladie d'Erasmus Wilson. Mais c'est une fièvre un peu spéciale, ainsi que nous allons le voir.

Nous n'avons pas de renseignements suffisants sur le moment précis où elle se déclare, cependant dans l'Observation II il est dit qu'elle a existé dès le début, et l'Observation X pourrait nous faire croire qu'elle a même précédé l'éruption. Elle est forte au quinzième jour (40º4. T. A., P. 136. Obs. II); il est donc très probable qu'elle est déjà établie lorsque la généralisation est faite. Son intensité varie comme dans toutes les maladies générales suivant les cas et suivant les périodes. Mais ce qui frappe tout d'abord quand on examine les courbes que nous possédons (Obs. I, II, VII, IX), c'est qu'elle est *à maximum vespéral*, on pourrait même presque dire *vespérale* : elle arrive à une heure un peu variable, mais d'ordinaire de quatre à neuf heures du soir ; elle peut atteindre alors 40º5 (P. 132 pulsations); d'ordinaire elle reste à 39º5, 40º, et à 110-120 pulsations. Dans notre Observation I, elle commençait au début vers une heure de l'après-midi, et le malade en était averti par des frissonnements, puis par une vive sensation de chaleur ; plus tard elle ne commença que vers quatre heures du soir. Toutes les fois que ce symptôme a été observé avec soin, on a vu que les températures atteintes dans la soirée dépassaient de 1 à 2 degrés celles du matin ; quelles que fussent les ondulations subies par la courbe générale, ces différences existaient toujours, et d'autant plus marquées que la réaction fébrile était plus vive (V. la thèse de Percheron).

Dans les cas simples, il y a d'abord une sorte de plateau fébrile qui peut durer plus ou moins longtemps, un mois et demi à deux mois en moyenne, puis une chute longue et graduelle : (Cas VII p. ex.).

D'autrefois la marche de la température est beaucoup plus irrégulière, ainsi qu'on le voit dans l'observation IX : il est vrai qu'il s'agissait là d'une récidive, et non d'une poussée primitive. La fièvre y dura deux mois environ, toujours avec ce grand caractère d'être à maximum vespéral ; mais elle semble avoir été coupée d'intervalles d'apyrexie complète, et cela dès le début. Il ne faut pas croire que le plateau fébrile des premières périodes soit régulier comme celui d'une fièvre typhoïde par exemple ; il présente au contraire de fortes ondulations et frise même parfois l'apyrexie, ce qui pourrait expliquer beaucoup d'apparentes anomalies (v. la courbe de Percheron, thèse de 1875).

Il y a de plus des *poussées successives* qui coïncident avec de petites reprises de l'éruption, avec les complications qui surviennent, abcès, ulcérations, eschares, endocardites, bronchites, etc... On comprend dès lors combien sa durée peut être augmentée, et pourquoi dans quelques cas on l'a observée au huitième mois (Cas III), tandis que dans d'autres elle n'existait plus au troisième ou au quatrième. Dans les cas simples, elle dure environ de deux à trois mois ; mais, ainsi que nous venons de le dire, les rechutes successives et les complications peuvent la prolonger bien davantage. Elle disparaît d'abord le matin, puis diminue graduellement quoique assez irrégulièrement le soir. Le pouls est d'ordinaire en rapport avec la température, et atteint jusqu'à 132 pulsations par minute quand elle est fort élevée. Lorsque la réaction fébrile est d'une intensité moyenne, il reste le soir entre 100 et 120 pulsations.

MARCHE. — DURÉE. — TERMINAISONS.

L'étude que nous venons de faire de la température nous montre qu'il est nécessaire d'établir des catégories si l'on veut bien comprendre la marche de la maladie d'Erasmus Wilson.

Dans une *première variété* nous rangerions les cas dans lesquels le processus morbide est assez *peu grave* et n'est pas prolongé par de sérieuses complications, il y a une première poussée fébrile, la plus importante, qui dure de 9 à 13 semaines environ, et qui peut exister seule, mais qui est suivie d'ordinaire quand elle se termine de deux ou trois petites reprises fort courtes et peu intenses de l'éruption. L'affection dure alors de trois mois à trois mois et demi environ. (Obs. VI, IX, X, XI et XIII.)

Dans une *deuxième variété* nous rangerions les cas où le processus est *intense*, où l'état est très-sérieux ; mais où il n'y a ni complications longues, ni rechutes successives nombreuses. (Obs. I et VII.) La durée est de cinq à six mois.

Une *troisième variété* comprendrait les cas où le processus a été *très-violent et prolongé* soit par des complications graves (Obs. II), soit par des poussées successives (Obs. III, V et VIII). Alors, comme dans les deux variétés précédentes, il y a le plus souvent une première poussée éruptive de plusieurs mois, suivie de rechutes, d'une desquamation furfuracée interminable, d'émiettement des ongles, ou de paralysies ; de telle sorte que les derniers vestiges d'une maladie qui n'a duré en réalité que de six à huit mois, peuvent ne disparaître qu'au bout de onze mois à un an.

Enfin on pourrait distinguer une *quatrième variété* fort rare qui se terminerait par la *mort* vers le troisième ou le quatrième mois, à la suite d'une complication ou d'une aggravation de tous les symptômes, avec phénomènes éruptifs d'une intensité telle qu'ils font parfois douter de la nature de l'affection (Obs. XIV), accidents généraux graves toujours croissants, fièvre, albuminurie, vomissements, diarrhée, congestion pulmonaire, etc. (Cas XIV et Obs. inédite de M. le Dʳ Vidal.)

Il ne faut pas croire que nous attachions une importance quelconque aux variétés que nous venons d'ébaucher, et que nous trouvons détestables comme toute division artificielle imposée à un groupe bien défini. Ce n'est qu'un procédé de description, qui facilite l'étude et l'intelligence de la maladie d'Erasmus Wilson.

Elle peut avoir une intensité faible, moyenne, ou grave, être simple ou compliquée ; mais c'est toujours la même affection, et on y retrouve toujours les mêmes caractères, à des degrés variables suivant les cas.

En somme, c'est d'ordinaire dans le cours du troisième mois que les phénomènes s'amendent. La fièvre cesse le matin, puis diminue le soir, puis fait complètement défaut ; le malade reprend peu à peu ses forces, il se lève et commence à se tenir debout ; l'appétit est bon, il y a de la constipation, et l'éruption change de caractère : les squames deviennent beaucoup plus petites, furfuracées, moins abondantes, disparaissent sur le tronc, sur les membres inférieurs, puis sur les membres supérieurs, en dernier lieu sur la face et le cuir chevelu ; mais cet ordre n'est pas toujours rigoureusement suivi, et ce sont parfois les membres supérieurs, les plis articulaires etc., qui présentent les derniers un peu de pityriasis. En même temps la rougeur et l'infiltration du derme ont graduellement diminué ; la peau a pris une teinte d'un rose de plus en plus sale et terne ; elle est souple, on la dirait même amincie. Mais elle peut rester plus longtemps infiltrée en certains points, là par exemple où il y a eu des bulles pendant le cours de l'affection (Obs. I.). La rougeur et la desquamation disparaissent soit d'une manière uniforme, soit en formant des sortes d'îlots entourés d'espaces irréguliers de peau saine et presque blanche, espaces qui vont en s'élargissant de plus en plus. Cette disposition se voit surtout sur le dos, sur le front, où les plaques d'un rouge jaunâtre offrent alors une disposition circinée rappelant celle de certains psoriasis ou de certaines syphilides.

A cette époque, on peut observer sur la peau des sortes de traînées blanches qui pour certains auteurs seraient des cicatrices superficielles consécutives au grattage.

En même temps les poils ont repoussé ; nous avons déjà vu que vers le troisième mois, dès que l'alopécie est complète ou fort avancée, on voit poindre du duvet fin. Ce duvet peut lui-même tomber, mais il persiste lorsque le processus morbide arrive à sa fin, et donne naissance aux poils nouveaux. Ceux-ci sont plus fins, plus secs, plus grêles, moins nombreux que les anciens ;

c'est du moins la règle pour les cheveux, pour la barbe et les cils ; mais dans deux cas nous avons vu la moustache et les sourcils aussi beaux et aussi fournis qu'auparavant. Enfin les ongles se reforment, quoique plus tardivement ; nous savons en effet que lorsqu'ils ont été altérés, ils tombent ou s'émiettent encore alors même que presque tous les autres symptômes ont disparu.

Il en est un autre cependant, si toutefois on doit l'appeler un symptôme, qui persiste aussi longtemps ; c'est une *pigmentation brunâtre*, qui s'accuse à mesure que la rougeur du derme disparaît, et qui semble exister fréquemment, car nous l'avons trouvée signalée après la fin de l'éruption, dans tous les cas observés avec soin. Elle peut être d'abord presque généralisée (cas III) et uniforme avec un léger pointillé autour de l'orifice des follicules pileux ; mais, le plus souvent, elle succède aux dernières plaques rouges qui persistent, et par suite elle forme elle-même des taches arrondies ou ovalaires de la grandeur d'une pièce de cinquante centimes ou de un franc. Dans le cas I où nous les avons étudiées avec le plus grand soin, elles étaient constituées lors de leur apparition par trois éléments : 1° par un élément érythémateux rosé disparaissant par la pression ; 2° par un élément pigmentaire d'un jaune brunâtre que la pression ne faisait nullement disparaître ; 3° elles étaient de plus un peu pityriasiques, ce qui se comprend facilement puisqu'elles succédaient aux dernières traces de l'éruption. Deux ou trois mois après, l'élément desquamatif n'existait plus ; l'élément érythémateux avait bien pâli, quoiqu'il augmentât encore aux changements brusques de température ; mais l'élément pigmentaire était très prononcé, d'un jaune brun, formant toujours des plaques de 1 à 2 centimètres de diamètre, à bords assez irréguliers, nets en certains points, diffus en d'autres ; elles existaient en petit nombre sur les bras et sur la poitrine, mais elles étaient très développées sur le dos où elles rappelaient par leur aspect et leur disposition générale ces macules qui persistent après les syphilides papulo-crustacées. Depuis elles se sont peu à peu effacées de la périphérie vers le centre, mais elles n'avaient pas encore complètement disparu après six mois de parfaite guérison, quand nous avons vu le malade pour la dernière fois. Il en a été à peu près de même dans l'observation II où la peau n'a repris sa teinte normale que plus d'un an après le début de l'éruption. Ces deux faits sont précieux parce que les malades ont été soignés et surveillés par notre excellent maître, M. le D\u1d3f Vidal, qui ne leur a jamais administré d'arsenic ; aussi ne peut-on dire que ces pigmentations sont des taches arsénicales, et est-on obligé de les rattacher purement et simplement au processus morbide. Cette objection pourrait être faite dans d'autres cas, dans l'observation XIII par exemple, car on y a prescrit de la liqueur de Fowler.

Telle paraît être d'ordinaire la dernière manifestation de la maladie d'Erasmus Wilson.

En résumé, elle se termine rarement par la mort, le plus souvent elle guérit. Dans les cas simples, l'éruption cesse graduellement, et, après une ou deux reprises légères, disparait au bout de trois à quatre mois. Mais des complications, des rechutes successives peuvent prolonger sa durée jusqu'à huit ou onze mois, et les taches pigmentaires peuvent mettre encore plus de temps à s'effacer.

Tâchons maintenant de préciser un peu ce que nous entendons sous le nom de *rechutes*. Nous pensons qu'on doit distinguer à ce propos deux catégories de faits. Le plus souvent l'éruption qui commençait à diminuer comme intensité de rougeur et comme abondance et largeur de squames, reprend de l'activité d'une façon un peu brusque. C'est donc tout simplement une poussée secondaire qui s'accompagne aussi d'une nouvelle élévation de température et souvent d'un peu de prurit : sa durée fort variable est de quelques jours à quelques semaines, parfois même elle est suivie d'une ou deux autres reprises encore plus courtes qui terminent le processus éruptif. Voilà ce qui se passe dans les cas ordinaires : du plus ou moins grand nombre et de la plus ou moins grande intensité de ces poussées dépend souvent la durée de l'affection et de la fièvre. Ce n'est point là une véritable rechute, quoique dans notre description nous lui ayons donné ce nom.

Mais il est un autre ordre de phénomènes qui mérite réellement d'être ainsi désigné, et que nous voyons signalé dans l'observation III. Dans ce cas, en effet, la maladie qui avait débuté au commencement de mai 81, avait d'abord suivi son évolution régulière avec plusieurs poussées successives éruptives et fébriles de la catégorie précédente, et avait été prolongée ainsi jusqu'en décembre ; à cette époque, l'état général et local s'améliorait, et cette amélioration était allée en s'accentuant jusqu'au 15 janvier 1882, lorsqu'il y eut une reprise complète de l'affection avec tous ses symptômes, gonflement plus considérable des ganglions, desquamation plus abondante, chute des poils qui avaient repoussé, chute de tous les ongles, durée de deux mois et demi, puis terminaison en avril et mai après deux autres petites poussées éruptives. Ainsi donc, il ne s'agit plus ici simplement comme dans les faits précédents d'une suractivité assez passagère de la fièvre et de la desquamation, mais presque d'une seconde maladie, d'une rechute complète, en un mot d'une récidive subintrante.

Les récidives vraies, celles qui sont séparées de la première atteinte par des intervalles de santé parfaite, se voient également dans cette affection : l'observation IX en est la preuve. Elles y ont présenté ce grand caractère d'être de moins en moins fortes, et d'en arriver à ne plus s'accompagner de chute des ongles, et à peine de chute des cheveux. La maladie d'Erasmus Wilson perdrait donc de son intensité en récidivant : n'en est-il pas de même des exanthèmes et de la plupart des autres affections aiguës non cutanées ? Quel argument pour ne pas en faire un eczéma, un psoriasis ou un pemphigus foliacé ! Cependant, ainsi que nous l'avons déjà fait remarquer, quoiqu'elle soit bien moins grave quand elle récidive, elle garde encore ses allures fébriles, et son cycle de plusieurs mois ; ce qui permet même alors de la différencier de l'érythème scarlatiniforme récidivant type.

Y a-t-il des faits qui prouvent qu'elle *puisse passer à l'état chronique ?* C'est là une question fort difficile, et pour la solution de laquelle nous nous bornerons à citer notre observation XII sans conclure (v. pièces justificatives).

Discussion du fait. — On y voit que le malade est, comme dans les cas types, un homme adulte sans antécédents morbides ; il est pris d'une éruption de nature incertaine qui s'accroît graduellement pendant un an, puis arrive à la généralisation à la fin de l'été. Elle est alors caractérisée par du prurit, mais surtout de la cuisson, par une rougeur intense, et un peu d'infiltration du derme, par des écailles sèches de la grandeur de l'ongle et recroquevillées, par la chute complète de tous les phanères, par des phénomènes généraux graves, amaigrissement, vieillesse anticipée, stupidité et hébétude marquées, fièvre à 38° et frissons constants aux variations atmosphériques, diarrhée, puis constipation ; cet état s'aggrave pendant tout l'hiver et il entre à l'hôpital au moment où tous ces symptômes sont à leur maximum. Puis il reste pendant six mois soumis à une observation de chaque jour sans que l'on puisse remarquer d'autre changement qu'une légère, mais constante amélioration.

N'y a-t-il pas là tous les symptômes d'une maladie d'Erasmus Wilson, mais prolongés outre mesure? L'amélioration constatée à la fin, les phénomènes fébriles, et la rapidité de la chute des phanères pendant l'hiver nous empêchent de faire de ce cas un pityriasis rubra chronique de Hébra, ce dont nous serions tentés, à cause de sa durée. N'est-ce pas un fait de passage entre les deux affections? Faut-il le laisser comme pierre d'attente? Nous resterons dans le doute, et nous nous garderons de le classer, d'autant plus que nous n'en connaissons pas encore la terminaison.

DIAGNOSTIC

Nous ne nous étendrons pas sur ce chapitre, car nous l'avons complètement traité, au point de vue théorique, lorsque nous avons distingué notre entité morbide des maladies avec lesquelles on pourrait la confondre. Nous nous bornerons ici à exposer quelques détails cliniques que nous avons un peu négligés.

Diagnostic au début. — Est-il possible de reconnaître une maladie d'Erasmus Wilson au début? A cette période, il nous semble fort difficile de la diagnostiquer. Cependant elle diffère de la *scarlatine* en ce que la généralisation de la rougeur se fait plus lentement ; et, après la première semaine, la persistance de ce phénomène, puis la nature de la desquamation ne laissent plus de doute. Mais comment la diagnostiquer de l'*érythème scarlatiniforme récidivant?* Le début de cette dernière affection est d'ordinaire plus rapide, plus semblable à celui de la scarlatine ; il sera prudent, toutefois, d'attendre quelques jours ; et la diminution graduelle des symptômes d'une part, ou leur aggravation, la desquamation caractéristique et la chute des phanères d'autre part, permettront d'affirmer à coup sûr.

Diagnostic à la période d'état. — Si l'on n'a pas assisté au début, on diagnostiquera la maladie d'Erasmus Wilson arrivée à la période d'état de l'*eczéma rubrum*, du *psoriasis scarlatiniforme,* du *pityriasis rubra* de Hebra et des *herpétides exfoliatrices* par les commémoratifs et par la chute des phanères :

mais si le malade ne peut pas ou ne sait pas s'expliquer, si on ne connaît aucun antécédent, ce qui est à la rigueur possible, comment la distinguera-t-on des périodes du pityriasis rubra chronique où il y a eu déjà chute des phanères? On y arrivera peut-être en se fondant sur l'aspect plus franchement aigu de l'éruption, sur l'exfoliation en lamelles caractéristiques plus grandes qu'elles ne le sont d'ordinaire dans la maladie de Hebra. Mais cela nous paraît devoir être bien difficile. Il en sera de même dans les cas où l'herpétide exfoliatrice s'est déclarée chez des individus vieux, qui ont déjà perdu leurs poils par des éruptions antérieures, qui sont épuisés, et qui ne peuvent donner de renseignements ; il faudra chercher alors les caractères différentiels dans l'état des ongles qui sont sains, ou eczémateux, ou psoriasiques dans ces vieilles dermatoses, tandis qu'ils présentent des altérations spéciales, (Voir plus haut), dans la maladie d'Erasmus Wilson (1).

Diagnostic à la période terminale. — Il sera plus facile de faire un diagnostic rétrospectif vers la fin de l'éruption ; car la pigmentation de la peau, les ongles et les poils qui repoussent, les forces qui reviennent, les dernières complications qui guérissent, pourront amener à reconstituer l'affection, pourvu toutefois que l'on soit aidé de quelques commémoratifs.

PRONOSTIC

Le pronostic résulte de tout ce que nous venons de dire : en somme, sur quinze observations (cas inédit

(1) Voir Sanné (Art. *Scarlatine;* dict. Dechambre, pages 361-364).

de M. le Dr Vidal compris), nous ne trouvons que deux cas de mort, et encore l'un d'eux ne peut-il pas être considéré comme un type de l'affection. Mais quoique la mortalité ne soit pas très-considérable, il n'en est pas moins vrai que c'est une maladie très-sérieuse, qui peut s'accompagner de phénomènes généraux ou de complications graves, abcès, anthrax, eschares, paralysies, amaigrissement, cachexie profonde, obnubilation intellectuelle, etc., qui peut mettre la vie en danger, et aboutir à une convalescence longue et pénible (1).

ANATOMIE PATHOLOGIQUE

Les documents que nous possédons sur ce point sont bien peu nombreux. Il nous est impossible de nous servir des recherches de Hans Hebra sur le pityriasis rubra, puisque nous croyons que cette entité morbide ne peut être identifiée avec notre maladie d'Erasmus Wilson. La description histologique qu'il en donne, ne ferait d'ailleurs que nous confirmer dans cette opinion. D'après lui en effet, le processus morbide présente dans les premières périodes des signes d'inflammation lente et de prolifération cellulaire autour des vaisseaux et des glandes ; puis, après des années, il aboutit en dernière analyse à l'atrophie de la peau, et à la destruction presque totale de ses éléments propres qui sont en grande partie remplacés par des fibres élastiques et des granulations pigmentaires : le corps papillaire, les glandes et les follicules pileux sont surtout touchés ; le corps muqueux de Malpighi est lui-même envahi et tend à disparaître. En un mot c'est une cicatrice recou-

(1) Tant que l'on observe le phénomène si remarquable de l'appétit malgré la fièvre, on peut porter un pronostic favorable.

verte d'un peu d'épiderme (1). Ces lésions profondes, et fatalement permanentes ne peuvent être celles de notre entité morbide qui est suivie d'une restitutio ad integrum des parties atteintes.

Deux examens histologiques ont été faits en Angleterre ; malheureusement ils ont porté sur des cas assez douteux. Le premier se trouve dans l'observation III du mémoire d'*Allan Jamieson* (2), observation qui est peut-être une récidive de maladie d'Erasmus Wilson : il fut fait sur un morceau de peau enlevé à la jambe pendant la vie, et on se contenta d'y mentionner qu'on y voyait de la dilatation des capillaires, et un degré modéré de migration des leucocytes dans les mailles du chorion. Le second, beaucoup plus complet, est celui qui a été fait dans le premier cas, également discutable, du mémoire de *Buchanan Baxter*. Il nous semble cependant que nous devons le donner in-extenso parce qu'il concorde avec ce que nous avons pu observer nous-mêmes. En voici la traduction textuelle :

« Les modifications constatées après la mort étaient insi-
« gnifiantes en comparaison de celles qu'on avait observées
« pendant la vie. Elles étaient limitées à l'épiderme et au
« corps papillaire en y comprenant le follicule pileux. Le
« chorion paraissait être bien normal, les cellules adipeuses
« qui forment des amas dans ses couches profondes n'étaient
« pas ratatinées ; leurs noyaux n'avaient pas subi de multi-
« plication. »

« La consistance presque charnue de la peau épaissie
« dans les premiers stades de la maladie paraissait avoir été
« due principalement si ce n'est entièrement à une exsuda-

(1) Hans Hebra, *Ueber pityriasis rubra*, Viertelj. für Dermat., page 508, 1876.

(2) Allan Jamieson (*Edimburgh med. journal*, 1880, p. 879).

« tion de liquide qui aurait été résorbé après la mort. Les
« papilles étaient modérément augmentées de volume, et les
« prolongements interpapillaires du rete de Malpighi s'éten-
« daient un peu plus profondément que d'ordinaire. Sur les
« éléments corpusculaires des gaînes des poils on voyait des
« signes de leur participation à la prolifération générale des
« tissus épidermiques. Mais le principal changement existait
« dans les couches supérieures de l'épiderme. Le rete n'était
« plus nettement séparé de la couche cornée par les élé-
« ments granuleux profondément teintés du stratum granu-
« losum; ces derniers, en vérité, avaient tout-à-fait disparu,
« et la transition des cellules polygonales du rete, qui absor-
« baient avidement la matière colorante, aux écailles plates
« et sans coloration du stratum corneum se faisait graduel-
« lement. Même dans les couches les plus superficielles d'un
« épiderme divisé en lamelles et énormément épaissi (ayant
« au moins neuf fois l'épaisseur normale), on pouvait voir
« des noyaux aplatis, faiblement colorés, couchés parallèle-
« ment à la surface. Des coupes de la moelle allongée et de
« la moelle épinière dans toutes leurs régions furent exa-
« minées avec soin, mais sans résultat (1). »

Ici donc les lésions cadrent bien avec un processus
susceptible d'une régression complète, et elles n'affectent que le corps papillaire qui est un peu hypertro-
phié, et l'épiderme qui est très épaissi ; la zone granuleuse n'existe plus.

Vers la même époque, M. le Dr *Quinquaud* donnait
l'anatomie pathologique de sa dermite aiguë grave
primitive. Son travail s'appuie sur trois autopsies : il a
trouvé : 1° des lésions du derme ; 2° des altérations des
centres nerveux ; 3° des lésions des nerfs.

« 1° *Lésions dermiques*. — Infiltration du derme par de
« jeunes cellules embryonnaires nombreuses, surtout au

____

(1) Buchanan Baxter (19 juillet 1879, *British medical Journal*).

« niveau des vaisseaux, congestion intense du derme,
« nombreux leucocytes qui infiltrent les couches dermiques ;
« les cellules du tissu conjonctif sont gonflées, arrondies ; il
« y a là une dermite des plus intenses.

« 2° *Lésions des centres nerveux*. — A l'état frais, nom-
« breux corps granuleux dans la substance grise et dans la
« substance blanche. Sur des coupes fines (après macération
« dans l'acide chromique), on retrouve une multiplication
« de noyaux connectifs ; les cellules nerveuses ne pa-
« raissent pas très altérées ; il y a là les lésions d'une myélite
« diffuse.

« 3° *Lésions des nerfs*. (Intercostaux, sciatiques et cu-
« tanés). — La myéline est très fragmentée, certains tubes
« sont presque vides ; elle se réduit à de fines granulations
« graisseuses : chez le premier malade que j'ai observé, la
« myéline des tubes traités par l'acide osmique était repré-
« sentée par de petites gouttes noires miliaires avec multi-
« plication évidente des noyaux. Il existait donc une névrite
« parenchymateuse. Dans le tissu dermique qui entoure les
« nerfs, on voit des granulations protéïques ou albumino-
« fibrineuses, des noyaux connectifs nombreux.

« 4° *Lésions hématiques*. — Le sang est parfois couleur
« jus de fumier, surtout quand on l'observe dans des cas
« d'adynamie profonde : si la maladie est moins grave, les
« lésions sont moins avancées. On observe qu'une partie de
« l'hémoglobine a perdu son pouvoir absorbant ; il y a
« destruction de l'hématocristalline, de plus une partie est
« devenue inerte. En outre les matériaux solides ont dimi-
« nué, sont descendus à 76-74 gr. au lieu de 92 gr., chiffre
« normal. Les matières extractives ont augmenté de quan-
« tité, tandis que les phosphates ont diminué, ainsi que les
« sels minéraux, surtout dans les cas où la prostration
« devient extrême. Or, on sait combien la minéralisation
« du sang est importante pour que les fonctions de ce liquide
« soient normales ; on peut donc s'expliquer par cette alté-
« ration une partie des phénomènes graves.

« *En résumé*, au point de vue des lésions, nous trouvons :
« 1° Une myélite diffuse, caractérisée par de nombreux
« corps granuleux; une multiplication des noyaux de la
« névroglie et des vaisseaux; 2° une névrite parenchyma-
« teuse caractérisée par une réduction de la myéline en
« gouttelettes miliaires, et par une multiplication de
« noyaux (1). »

En présence d'un examen histologique si gros de conséquences au point de vue de la détermination de la
nature de l'affection, nous ne pouvons que regretter de
n'avoir pu nous rapporter aux observations mêmes, et de
n'avoir pu ainsi nous convaincre qu'il s'agissait bien là
de maladies d'Erasmus Wilson. L'énorme proportion
des décès (3 sur 5) dans la dermite aiguë grave primitive de M. le Dʳ Quinquaud ne peut que nous faire hésiter, malgré l'observation fort nette qu'il nous a communiquée, et qui constitue notre quatrième cas.

Notre excellent maître, *M. le Dʳ Vidal*, a pu prendre
pendant la vie un petit carré de peau sur la cuisse
droite d'une femme de 62 à 63 ans dont nous n'avons
pas l'observation dans tous ses détails, mais qui était
bien réellement affectée d'une maladie d'Erasmus Wilson. C'était une concierge alcoolique, âgée de 62 ans,
atteinte depuis trois mois lors de son entrée à l'hôpital.
L'éruption avait débuté par de la rougeur sans suintement, puis la desquamation était arrivée. Au moment
de l'admission, il y avait de la fièvre à excerbations vespérales, une couleur rouge foncée de la peau; une désquamation générale lamelleuse, des excoriations et du
suintement aux plis de flexion, des ulcérations aux
lèvres, une prostration, un affaiblissement profond, et

(1) Quinquaud (*Bulletins de la Société anatomique*, octobre 1879).

un état demi-comateux. Les cheveux tombaient, et ils continuèrent à tomber pendant les six semaines qu'elle resta à Saint-Louis ; l'alopécie devint générale (cheveux, cils et sourcils, etc...) ; les ongles étaient fort altérés et commençaient à se détacher. La malade sortit moribonde, avec deux anthrax énormes à la région dorsale, de la diarrhée incoercible, des troubles gastriques, des vomissements et de la congestion pulmonaire ; elle ne voulait pas mourir à l'hôpital.

Le morceau de peau enlevé sur elle fut traité par l'alcool absolu ; puis M. le Dr Vidal en fit des coupes qu'il colora par le picrocarminate d'ammoniaque, et qu'il monta dans la glycérine. Ce sont ces préparations, malheureusement un peu vieilles et décolorées, qu'il a eu l'extrême bonté de mettre à notre disposition et sur lesquelles nous avons constaté ce qui suit. (1)

Les lésions intéressent l'épiderme et le derme.

1°. — *Lésions de l'Epiderme.*

a. — *La couche basilaire* composée à l'état normal d'une rangée de cellules cylindriques perpendiculaires au derme, est nette sur plusieurs prolongements interpapillaires ; sur plusieurs autres elle n'est pas distincte à cause de l'infiltration énorme de la portion sous épidermique du derme qu'ont envahie de nombreux leucocytes, de telle sorte qu'il n'est pas facile de voir les limites précises du derme et de l'épiderme. Vers le sommet des papilles les cellules qui constituent la couche basilaire s'aplatissent, et sont même un peu confuses.

(1) M. le Dr Vidal les a déjà montrées à la Société médicale des hôpitaux, et il en a fait l'objet d'une communication. (V. *Union médicale.*)

b. — *Les cellules de la couche polyédrique* sont moins globuleuses qu'à l'état normal, elles tendent à prendre une forme allongée losangique. Dans les parties sus-papillaires, elles s'aplatissent rapidement quoique graduellement tout en conservant leur noyau et leurs nucléoles.

Il ne nous semble pas bien sûr qu'elles soient partout limitées par des dentelures.

c. — *Le Stratum granulosum* manque, et il nous est impossible de nous prononcer sur l'existence du *stratum lucidum* avec les préparations que nous avons eues entre les mains. Le passage de la couche de cellules polyédriques à la couche cornée se fait d'une manière insensible. Les cellules s'aplatissent d'abord peu à peu tout en conservant leur noyau et en se colorant en rouge par le picrocarminate. Puis on arrive à une ligne à partir de laquelle les productions épidermiques ne sont plus colorées qu'en jaune par le picrocarminate, et semblent sur la coupe renfermer moins de noyaux : c'est la couche cornée. L'intervalle qui la sépare de la couche fondamentale est plus considérable qu'à l'état normal.

d. — *La couche cornée* a presque partout une épaisseur considérable, quoique fort variable à cause de la chute incessante et rapide à laquelle elle est soumise. On la voit se diviser en lamelles fort différentes de forme et d'épaisseur. Sur les coupes, on y remarque d'assez nombreux vestiges de noyaux : d'ailleurs, quand on dissocie les squames feuilletées que le malade répand autour de lui, on trouve que presque toutes les cellules qui les constituent ont un noyau pâle mais fort visible, et qui le devient encore plus par l'action de l'ammoniaque et du picrocarmin. Ce noyau nous explique peut-être pourquoi certains auteurs ont cru voir des globules de pus et des traces d'exsudation à la face inférieure de ces squames, ce qui les avait amenés à conclure que tous les cas à exfoliation lamelleuse rapide devaient être rangés dans l'eczéma.

Les prolongements interpapillaires semblent être un peu plus développés qu'à l'état normal, mais cette altération est peu accusée.

2º Lésions du derme.

Tandis que la partie superficielle du derme, celle qui est sous la dépendance du réseau vasculaire sous-papillaire et inter-papillaire, est fortement colorée en rouge par le picrocarmin, la partie profonde conserve son aspect normal, si ce n'est autour des vaisseaux dans une étendue assez restreinte.

a. — La coloration rouge de la partie sous-papillaire du derme est due à une infiltration considérable de leucocytes ; elle est générale, cependant les éléments nouveaux prédominent autour des vaisseaux ; de telle sorte que, quand on essaye d'en prendre une vue d'ensemble, on s'aperçoit qu'ils forment des traînées rouges, d'une part parallèles à la surface du derme (Réseau sous-papillaire), d'autre part perpendiculaires à la même surface (Réseau intra-papillaire). En plusieurs points on voit fort nettement que les vaisseaux sont dilatés.

Les éléments de l'infiltration se présentent comme de petites cellules rondes pour la plupart, mais de grosseur assez variable (5 à 8 μ de diamètre). Fort nombreuses, mais surtout groupées autour des vaisseaux, elles arrivent jusqu'au corps muqueux, et, en certains points, elles empêchent d'en voir nettement les contours.

b. — La partie du derme que nous venons de décrire est limitée assez exactement en bas par une ligne parallèle à la surface de la peau et répondant au réseau vasculaire sous-papillaire.

Dans la *partie inférieure du derme*, l'infiltration n'existe qu'auprès des vaisseaux. Chacun d'eux constitue une sorte de petit centre autour duquel se fait une infiltration de leucocytes ; mais il n'y a que les parties tout-à-fait voisines d'envahies. Le reste du tissu conjonctif n'offre aucun degré d'inflammation soit aiguë, soit chronique.

Les préparations de M. le Dr Vidal, ne renfermaient ni glandes, ni follicules pileux.

En résumé, les altérations que nous avons trouvées, et qui sont, ainsi qu'on le voit, assez voisines de celles que l'on a signalées dans le psoriasis, consistent d'une part en des lésions épidermiques, disparition du stratum granulosum, modifications subies par les autres couches ; d'autre part en une infiltration de toute la partie du derme qui dépend du réseau vasculaire superficiel, infiltration qui est limitée aux parties voisines des vaisseaux dans tout le reste de la peau.

Ces altérations, qui se rapprochent beaucoup de celles qu'a décrites Buchanan Baxter, concordent fort bien avec ce que la clinique nous avait fait prévoir. L'infiltration des leucocytes dans la couche papillaire du derme et autour de tous ses vaisseaux dilatés, en explique la coloration rouge intense et l'épaississement. Cette lésion, qui est susceptible d'une complète disparition, cadre avec la guérison possible et la restitutio ad integrum des téguments. La disparition de certaines couches de l'épiderme qui n'ont pour ainsi dire pas le temps de se former, et la rapidité de production des cellules cornées dénotée par ce fait qu'elles n'ont pas encore perdu leur noyau, cadrent parfaitement avec la desquamation lamelleuse incessante qui se voit pendant la vie (1).

(1) Ce que l'on vient de lire et ce qui suit était déjà écrit depuis près de deux mois quand ont paru dans les *Archives de physiologie* (15 août, 1er octobre 1882) deux articles de notre excellent collègue, M. Suchard. Après avoir rappelé d'après M. Ranvier que la présence de l'éléidine dans le stratum granulosum est nécessaire à la formation de la couche cornée de l'épiderme, cet auteur montre que sa disparition coïncide soit avec la formation de squames, soit avec la formation de vésicules. Elle manque donc dans les plaques de pityriasis; elle manque également dans la maladie d'Erasmus Wilson, puisque, ainsi que Buchanan Baxter l'a montré bien avant les mémoires dont nous parlons, le stratum granulosum manque dans cette dernière affection. Ce n'est donc plus de l'épiderme vrai qui desquame, mais des lamelles non kératinisées, composées de cellules ayant gardé leurs noyaux, modification que nous avions observée depuis longtemps. (V. communication de M. le Dr Vidal à la Soc. Méd. des Hôpitaux.) M. Suchard dans son second mémoire montre que la couche productrice de l'ongle renferme à l'état normal non plus de l'éléidine, mais une autre substance, à laquelle il donne le nom de substance onychogène. Si une affection de nature squameuse envahit la matrice et le lit de l'ongle, la substance onychogène est remplacée par de l'éléidine, et le processus de la kératinisation unguéale par celui de la kératinisation épidermique. Cela expliquerait jusqu'à un certain point les faits que nous avons mentionnés plus haut (v. p. 113), l'arrêt de développement de l'ongle, la formation à sa place de lamelles cornées irrégulières raboteuses n'ayant ni le luisant ni la consistance de l'ongle normal, ressemblant plutôt à l'épiderme de la paume des mains qu'à du tissu unguéal vrai. La maladie d'Erasmus Wilson n'est-elle donc que la maladie essentielle du stratum granulosum et des couches formatrices des ongles et des poils? Nous ne croyons pas que l'on soit encore fondé à admettre cette hypothèse; la disparition du stratum granulosum se voit dans d'autres affections cutanées, et n'est par conséquent pas caractéristique de l'entité morbide qui nous occupe. Il est vrai que cette lésion serait ici généralisée, primitive, aiguë. Mais cela ne saurait nous satisfaire; il resterait quand même à savoir pourquoi, sous quelle influence cette couche est atteinte, si on ne doit pas plutôt relier sa disparition à des troubles trophiques ou à une maladie générale. Le problème n'est que reculé; il n'est pas résolu.

NATURE. — PATHOGÉNIE.

Mais quelle est la nature intime de cette affection ? Quelle en est la cause ? Nous n'avons pas l'intention de nous égarer dans ces questions trop élevées pour nous de pathologie générale. Contentons-nous de faire remarquer que celui qui ne verrait là qu'une simple maladie de peau se tromperait grossièrement. C'est une maladie générale, totius substantiœ, ainsi que l'a dit notre savant maître, M. le Dr Vidal ; nous n'en voulons pour preuve que sa marche et les phénomènes généraux dont elle est accompagnée. Les mettra-t-on simplement sur le compte de la déperdition énorme d'épiderme qui se fait chaque jour ? Il est incontestable que c'est là une cause réelle de débilitation ; mais, est-elle suffisante ? N'existe-t-elle pas dans d'autres circonstances sans amener des effets aussi prononcés ? D'ailleurs comment expliquera-t-on alors ces amauroses, ces paralysies, ces sortes de paraplégies incomplètes qui arrivent aux dernières périodes, et quand la desquamation commence à devenir insignifiante? Cet argument nous semble sans réplique. Ce n'est pas seulement la peau, c'est le sang, c'est le système nerveux tout entier qui sont profondément touchés. Leur rôle dans cette affection est dénoté dès le début par l'abattement général, par l'amaigrissement rapide, par l'obnubilation intellectuelle, enfin par ce phénomène si remarquable et si caractéristique, la chute des poils et des ongles, véritable trouble trophique qui imprime à la maladie un cachet tout spécial. Ne doit-il pas être relié à la desquamation ? Ne faut-il pas le rattacher à une lésion nerveuse ayant déterminé une altération généralisée du corps muqueux, du stratum lucidum ou du stratum granulosum par exemple, couches dont l'atrophie entraînerait la chute de toutes les productions cornées, lamelles épidermiques, poils et ongles ? (1) Qu'on n'aille pas croire cependant que nous fassions purement et simplement de la maladie d'Erasmus Wilson une trophonévrose au même titre que la pelade décalvante. Nous n'osons point aller jusque-là ; alors même que de nouvelles autopsies confirmeraient les résultats si remarquables auxquels est arrivé M. le Dr Quinquaud. En effet, bien que l'on ait toujours la ressource de dire que l'élément inflammatoire est consécutif à l'action des vaso-dilatateurs intéressés sur les capillaires de la peau, cette maladie est trop pyrétique au début, elle commence trop nettement en fièvre éruptive pour qu'il n'y ait en elle qu'un élément nerveux. Considérée à ce point de vue, c'est une sorte de pseudo-exanthème prolongé et non contagieux. Ne l'a-t-on pas confondue au début avec la scarlatine ? Klamann n'a-t-il pas donné à un cas probable de cette affection le nom de scarlatine avec desquamation à longue durée ? Mais est-ce l'inflammation cutanée qui est primitive ? Est-ce une lésion du système nerveux ? Est-ce une même cause inconnue qui détermine ces deux altérations ? Nous laissons à nos successeurs le soin de répondre.

(1) Voir la note précédente.

TRAITEMEMT.

Parlant du Pityriasis rubra, et par suite de la maladie d'Erasmus Wilson, *Tilbury Fox* dit dans son ouvrage qu'il s'escrimait autrefois avec les savons, le goudron et autres stimulants, et ne faisait qu'empêcher l'affection de s'améliorer ; mais quand il se fût persuadé qu'elle n'était qu'une hypérémie cutanée dépendant du trouble du grand sympathique, il adopta une méthode d'adoucissement et de protection de la peau hypérémiée, tandis qu'il administrait des toniques à l'intérieur. Dans le *Medical Times* de 1873, il s'exprimait en ces termes sur l'arsenic : « Si nous réfléchissons à la nature de l'affec- « tion, il nous semble que l'arsenic ne peut agir que « comme tonique :» Aussi l'abandonne-t-il et le remplace-t-il à l'intérieur, outre les toniques, par les diurétiques, pour épargner du travail à la peau, en excitant à un haut degré les fonctions d'excrétion des reins.

On voit en somme que Tilbury Fox se borne à soutenir le malade, à adoucir la peau, et à attendre qu'une évolution naturelle vienne amener la guérison. Ce sont également là nos idées : nous considérons en effet la maladie d'Erasmus Wilson comme une maladie générale à cycle défini, et nous pensons qu'il est aussi peu logique de vouloir la juguler, que de vouloir juguler une variole ou une scarlatine ; nous devons seulement prévenir les complications, écarter avec soin les causes qui pourraient augmenter l'intensité de l'éruption cutanée ou aggraver les phénomènes généraux. Ici, comme dans beaucoup d'autres circonstances, le médecin doit se borner à diriger. Nous tenions à nous expliquer nettement sur ce sujet avant de dire ce que l'on a fait et ce que nous croyons utile.

Nous examinerons le traitement externe, le traitement interne, et nous finirons en disant quelques mots des complications.

1° *Traitement externe.*

On a employé toutes les onctions possibles, surtout en Angleterre. Citons l'eau et le savon, l'eau de goudron qui a parfois réussi contre les fissures, des lotions alcalines qui ont eu de bons résultats contre l'éruption, mais qui ont augmenté les cuissons, l'huile de carron additionnée d'acide phénique, l'huile de cade et les différentes variétés de goudron, toutes les huiles possibles (parties égales d'huile d'olive et de glycérine, l'huile d'olive pure, l'huile de foie de morue à l'intérieur et à l'extérieur, méthode excellente), etc..., le pétrole qui aurait réussi; des onguents et des glycérolés (onguent simple, à l'oxyde de zinc benzoïné additionné d'acide phénique, au nitrate de mercure dilué, le glycérolé de sous-acétate de plomb, etc., etc...). En France on a surtout employé la vaseline et le traitement du pemphigus, c'est-à-dire des onctions avec le liniment oléo-calcaire suivies de l'enveloppement ouaté. C'est ce dernier procédé que nous conseillerons. Toutefois aux endroits où l'inflammation sera trop intense, et s'il y a des croûtes trop épaisses, on pourra faire des lavages avec de la décoction de racine d'aunée et de camomille, et appliquer des cataplasmes d'amidon. Si le prurit est trop vif en certains endroits, on pourra le calmer en se servant des moyens précédents, ou même au besoin de glycérolé tartrique (20 gr. de glycérolé d'amidon pour 1 gr. d'acide tartrique), ou bien de vaseline citrique, ou de lotions phéniquées faibles, etc., etc. C'est le traitement externe que nous avons vu employer avec le plus grand succès par notre excellent maître, M. le Dr Vidal.

On a souvent essayé les bains, intermittents ou continus, bains sulfureux, d'amidon, simples, tièdes, chauds, alcalins, de sublimé, d'écorce de chêne, etc...; ou bien ils ont activé l'éruption, ou bien ils n'ont donné aucun résultat. Le liniment oléo-calcaire nous paraît être un bain permanent bien préférable, qui expose beaucoup moins le malade aux complications pulmonaires.

2° Traitement interne.

On l'a dirigé tantôt contre l'éruption elle-même, tantôt contre les divers autres symptômes de la maladie, fièvre, insomnie, sueurs, constipation, affaiblissement, etc.

Contre l'éruption, on a essayé sans aucun résultat le bichlorure de mercure, l'iodure de potassium, la strychnine, les divers acides minéraux, etc... mais surtout l'arsenic sous toutes les formes. On s'est aussi efforcé dans le même but de faire une vigoureuse révulsion du côté des reins, et on a employé toute sorte de diurétiques, acétate ou nitrate de potasse, digitale, etc... Cette dernière pratique semble n'avoir pas eu de mauvais résultats. On comprend aisément qu'en présence d'une fièvre à poussées vespérales aussi nettes, on ait songé à l'emploi du sulfate de quinine ; on en a fait dans beaucoup de cas un usage abusif; il en a été de même pour l'atropine contre les sueurs, et pour le chloral contre l'insomnie. Or, nous savons que ces médicaments donnent assez souvent lieu à des éruptions auxquelles on a pu rattacher les érythèmes scarlatiniformes récidivants (D. Bernouilli), et que l'on a pu même confondre avec le pityriasis rubra (cas 5 et 6 du mémoire d'Allan Jamieson 1880); aussi en repoussons-nous l'usage.

Nous croyons au contraire excellente la pratique qui consiste à soutenir les forces du malade. Nous pensons que les toniques, les amers, les ferrugineux sont absolument indiqués. On administrera soit le vin de quinquina, soit le vin de gentiane, soit le vin chalybé, soit des potions cordiales, des potions à l'extrait de quinquina, des préparations de perchlorure de fer (pratique anglaise), de l'huile de foie de morue. etc..... Mais il faudra surtout surveiller l'alimentation. Pour nous, le régime lacté (2 ou 3 litres de lait par jour, coupé d'eau de chaux s'il y a de la diarrhée) est ce qu'il y a de mieux dans les premières périodes, alors que le malade a de l'anorexie. On facilite d'ailleurs ainsi l'action des reins. On peut faire prendre en même temps du bouillon et des œufs. Puis, lorsque l'appétit est revenu, lorsque la fièvre est moins forte, on donne une alimentation choisie et fortifiante en ayant soin d'en écarter tout mets irritant, épicé ou salé, le café, l'alcool, le vin pur en trop grande quantité.

3° *Traitement des Complications.*

Quant aux complications, on les soigne comme dans les autres maladies. On tâche de prévenir les eschares en employant le matelas d'eau, ou en mettant une épaisse

couche de son au dessous du malade : quand elles se
sont produites, on les soigne par les moyens ordinaires,
poudres inertes, poudres de quinquina, lotions un peu
astringentes ou chloralées; mais il ne faut employer ces
dernières qu'avec le plus grand soin, à cause des éruptions artificielles auxquelles elles peuvent donner lieu. —
On traite les abcès et les anthrax par les cataplasmes et
l'incision, les éruptions eczématiformes, par les cataplasmes et le glycérolé ou la poudre d'amidon. La constipation se combat par les purgatifs légers et par les lave-
ments ; les bronchites par la suspension du traitement
externe ; les phénomènes gastro-intestinaux par les remè-
des appropriés. On traite la surdité par des injections
chaudes et émollientes dans les oreilles, les conjonctivites
par des cataplasmes d'amidon et des lotions émollientes,
l'iritis par des purgatifs et des collyres à l'atropine, les
paralysies par l'électricité et le massage.

Le traitement rationnel que nous venons d'esquisser a
pour effet : 1º d'adoucir l'intensité de l'éruption cutanée,
de calmer les sensations de prurit et surtout de brûlure
éprouvées par le malade, et de rendre la desquamation
beaucoup moins abondante, car on sait qu'elle diminue
dès qu'il y a enveloppement humide, qu'elle augmente
au contraire dès que la peau est exposée à l'air ou simplement poudrée ; 2º de combattre l'état général en sou-
tenant les forces du patient, et de lui permettre ainsi de
résister.

Nous n'avons pas la prétention de supprimer l'affection; nous ne voulons qu'en modérer l'intensité, la diriger et lui permettre d'arriver le plus rapidement possible
à la guérison.

RÉSUMÉ

Le Pityriasis Rubra, tel qu'on le comprend en Angleterre, ne peut être conservé. Il renferme plusieurs maladies qui doivent être étudiées à part.

L'une d'elles est la *dermatite exfoliatrice généralisée*, qu'il est préférable d'appeler *Maladie d'Erasmus Wilson* pour éviter des confusions, car il faut bien se garder d'y ranger toutes les affections caractérisées par une rougeur intense du derme, par une desquamation foliacée abondante et par une généralisation totale.

Erasmus Wilson a le premier soupçonné son existence ; la thèse de M. le Dr Percheron a attiré l'attention sur ce point ; mais cette affection n'a encore été bien comprise que par M. le Dr Quinquaud, et surtout par M. le Dr Vidal.

Les faits que nous avons rassemblés suffisent pour prouver que c'est une entité morbide vraie, distincte de toutes les autres connues jusqu'à ce jour.

Elle éclate le plus souvent chez des individus sains, n'ayant jamais eu de maladies de peau ; mais elle peut aussi survenir avec tous ses caractères essentiels pendant le cours d'une affection cutanée. C'est une maladie rare, des climats tempérés, de la saison chaude et de l'adulte. Le sexe masculin, certaines irritations de la peau, sa sécheresse habituelle, des excès alcooliques, des antécédents arthritiques semblent être des causes prédisposantes.

Elle débute par une ou plusieurs plaques rouges, souvent prurigineuses, qui s'étendent et se généralisent à tout le tronc en une semaine environ ; puis arrive la desquamation.

A la période d'état, l'éruption est constamment sèche, sauf dans quelques cas où il y a un peu de suintement vers les plis articulaires. Elle est caractérisée par une rougeur intense, érysipélateuse, avec un peu d'infiltration du derme, par une desquamation incessante sèche de l'épiderme en lamelles blanches, nacrées, transparentes, adhérentes par leur bord supérieur, flottantes dans tout le reste de leur étendue, imbriquées, de plusieurs centimètres de long sur un ou deux centimètres de haut ; elles revêtent surtout ce caractère au tronc et sur les membres. Vers la fin du premier mois surviennent l'alopécie qui intéresse tous les poils du corps et devient parfois complète, et une altération spéciale des ongles qui peut entraîner leur chute totale. Ces lésions des phanères qui atteignent des degrés variables selon les cas, mais qui sont constantes, doivent être considérées comme un des symptômes les plus caractéristiques.

Les muqueuses sont parfois intéressées : on a noté des conjonctivites, des ulcérations souvent accompagnées de concrétions pseudo-membraneuses sur les muqueuses labiale, gingivale, géniale et palatine, des angines, des vomissements, des diarrhées incoercibles.

Dans les premières périodes, les malades éprouvent des démangeaisons, mais surtout de vives cuissons, parfois une sensation de tension et d'étroitesse de la peau.

Ils perdent leurs forces, maigrissent, sont obligés de garder le lit, ont d'abord de la diarrhée, puis de la constipation, quelquefois un peu de bronchite, de l'endocardite, de l'engorgement indolent des ganglions lymphatiques.

A partir du premier mois, ils peuvent avoir des abcès intra-dermiques, ou même sous-cutanés, des anthrax, des eschares aux points saillants qui reposent sur le lit, des hydarthroses et des douleurs articulaires, de la surdité, de l'affaiblissement intellectuel très prononcé ; plus tard des iritis, et, vers la fin de la maladie, des troubles nerveux, des amauroses passagères, des paralysies partielles avec abolition de la contractilité faradique, des paraplégies et des hémiparaplégies incomplètes.

La fièvre est constante, à maximum vespéral fort net. Elle atteint souvent 40°. Elle présente de grandes ondulations de plusieurs jours tenant aux poussées nouvelles et aux complications.

Dans les cas simples, la maladie décline au bout de deux ou trois mois (rougeur moins vive, desquamation furfuracée) ; la fièvre cesse, les phanères repoussent, l'éruption disparaît et les forces se rétablissent. La guérison arrive en trois ou quatre mois. Elle peut être retardée jusqu'à huit mois ou un an par des complications, par des poussées successives, par une réparation tardive des ongles, enfin par des rechutes complètes. Des taches pigmentaires brunes persistent après la fin de l'éruption pendant plusieurs mois.

La maladie peut récidiver plusieurs fois.

Elle se termine le plus souvent par la guérison, quelquefois par la mort précédée de l'aggravation de tous les symptômes ou peut-être d'une complication. C'est d'ailleurs toujours une affection longue et sérieuse.

Anatomiquement elle est caractérisée par la dispa-

rition du stratum granulosum, par l'aplatissement rapide
des cellules polyédriques et l'existence d'un noyau dans
les cellules qui forment les lamelles en desquamation,
par l'infiltration de toute la partie du derme qui dépend
du réseau vasculaire superficiel, infiltration qui est
limitée aux parties voisines des vaisseaux dans tout le
reste de la peau.

Elle diffère des poussées aiguës sur dermatoses
antérieures et des herpétides exfoliatrices par les antécédents, par son évolution franche, par la chute des phanères (poils et ongles), et par les phénomènes généraux ;
du pityriasis rubra vrai (type Vidal) et du pityriasis rubra
pilaris, par les mêmes caractères et par l'aspect de l'éruption ; des érythèmes scarlatiniformes récidivants et du
pityriasis rubra de Hebra, par sa durée.

Il est encore difficile d'en déterminer la nature. (V. notre
chapitre de Pathogénie.)

On doit la traiter à l'extérieur par le liniment oléo-
calcaire et l'enveloppement ouaté, à l'intérieur par le lait
et par les toniques.

______

Cas nets de Maladie d'Erasmus Wilson
sans dermatose antérieure.

OBSERVATION I. — *Dermatite exfoliatrice généralisée*, recueillie par M. L. Brocq, interne des hôpitaux. (Inédite).

Le 6 octobre 1881, A..., âgé de 35 ans, entre à la salle Saint-Jean, n° 52, service de M. le Dr Vidal, hôpital Saint-Louis.

Il n'a point d'antécédents héréditaires ; il n'est ni scrofuleux ni syphilitique. Comme antécédents morbides, il n'a éprouvé que quelques douleurs rhumatismales dans la jambe gauche, il y a trois ans. Jamais il n'a eu de maladies cutanées. Il boit de deux à trois litres de vin par jour, deux fois du café ; il prétend ne prendre jamais d'alcool. Il est de la Lorraine, mais il y a douze ans qu'il habite Paris, et depuis lors il a toujours été employé à laver des voitures : il a remarqué qu'il suait moins que ses camarades quand il fatiguait beaucoup.

L'affection dont il est atteint, a débuté sans aucun prodrome, il y a un mois et demi, par la joue droite. Il a vu paraître d'abord une plaque rouge qui était le siège de démangeaisons assez vives ; il s'est gratté et des croûtes se sont formées. L'éruption s'est progressivement étendue ; en huit jours, elle a envahi le cou ; puis, prenant successivement les bras, le tronc, enfin les membres inférieurs, elle a couvert le corps tout entier dans l'espace de quinze jours. Le malade éprouvait un prurit assez intense, surtout le soir, et dès qu'il était soumis à un changement de température, soit au chaud, soit au froid. Pendant les trois premières semaines, l'éruption a été sèche, il n'y a eu que de la rougeur et de la desquamation ; puis il est survenu un peu de suintement vers les plis articulaires. Depuis un mois

presque tous les cheveux sont tombés. Dès le début, le malade a
eu de la fièvre ; il nous dit fort nettement qu'il était pris de
frissons vers une heure de l'après-midi, ensuite de chaleurs
intenses et de sueurs vers quatre heures du soir. Malgré ces
symptômes généraux, il a toujours eu bon appétit ; et, s'il n'a-
vait pas son affection cutanée, il ne se sentirait pas souffrant.

Jusqu'ici on l'a traité par des bains sulfureux et des bains
d'amidon. Il n'en a retiré, nous dit-il, aucun avantage, et la
production épidermique se faisait avec une telle rapidité, qu'a-
près avoir pris un bain, dès le soir même, il était de nouveau
couvert de squames.

Voici ce que nous avons constaté le jour de son entrée à l'hôpital.

L'alopécie est presque complète : il ne reste plus que quelques cheveux fort rares, minces, secs, et cédant à la moindre
traction. Le cuir chevelu est rouge, non douloureux à la pression, recouvert de fines écailles, assez larges, d'un blanc nacré,
agglomérées en certains points de façon à former des croûtes
sèches, épaisses, d'un blanc jaunâtre, au-dessous desquelles le
derme est rouge, un peu humide. Cependant il n'y a jamais eu
en cet endroit de véritable suintement.

Les deux oreilles sont très rouges, gonflées et douloureuses ;
il en suinte un liquide jaunâtre, séro-purulent. Les conduits
auditifs sont pris, ce qui explique la surdité et les bourdonnements qui existent depuis le début de l'affection.

Sur le front, le derme est d'un rouge jaunâtre ; il est épaissi ;
aussi le malade sent-il que la peau est un peu raide quand il
essaie de froncer les sourcils. On y voit également des lamelles
épidermiques de 5 millimètres à un centimètre de diamètre.
Elles sont moins larges et plus minces sur les paupières et sur
le nez qui sont d'un rouge intense. Sur les joues, elles reprennent le caractère qu'elles ont sur le front.

Les sourcils ont presque entièrement disparu ; à leur niveau
la peau est recouverte de lamelles stratifiées. L'alopécie est
moins complète à la barbe qu'aux autres régions pileuses du
corps ; mais en revanche, il se forme sur toute son étendue des
croûtes jaunâtres, assez épaisses, ressemblant à celles de l'ec-

zéma impétigineux, au-dessous desquelles on trouve le derme rouge et recouvert de fines écailles nacrées, furfuracées, comme sur la partie voisine des joues. Les conjonctives sont assez injectées ; mais le malade n'en souffre pas.

Les lèvres sont rouges et enflées ; il éprouve de la difficulté pour les mouvoir ; il lui semble qu'elles sont rigides et collées l'une à l'autre. Sur leur bord libre se voient des exulcérations superficielles à contours circinés, d'un rouge violacé, à fond un peu jaunâtre. Ces lésions sont plus profondes vers les commissures. Il n'y a aucune altération apparente dans la cavité buccale, et il n'y ressent aucun mal ; il mange et avale facilement.

Sur le cou, la teinte de la peau est d'un rouge sombre ; elle paraît d'autant plus foncée que, vers la partie inférieure de la nuque, se trouvent deux ou trois petites plaques irrégulières au milieu desquelles le derme a une coloration presque normale. Elles sont comme déprimées ; tout autour d'elles les parties colorées se terminent par une sorte de bourrelet saillant, ce qui montre clairement que ces dernières sont infiltrées et épaissies. On peut aussi le reconnaître en essayant de plisser la peau entre les doigts.

La poitrine et le dos tout entier sont d'un rouge vif, marbré de taches plus sombres, irrégulières ; quelques-unes forment des sortes de plaques arrondies d'une grandeur qui varie entre celle d'une pièce de cinquante centimes et celle d'une pièce de cinq francs ; les lamelles épidermiques qui les recouvrent adhèrent par le bord qui est tourné vers le centre de la plaque ; elles forment ainsi des cercles concentriques, et flottent dans tout le reste de leur étendue. A première vue, on dirait qu'elles sont consécutives à des bulles, mais il n'y a aucun suintement. Sur d'autres points les plaques sont larges ; elles ont de dix à vingt centimètres de diamètre et les lamelles un peu jaunâtres n'y affectent pas de dispositions spéciales.

La partie antérieure du tronc est d'une rougeur assez vive avec petites plaques plus foncées, le tout recouvert de fines lamelles.

Aux régions axillaires et sur les parties latérales du tronc, le derme est fortement infiltré, luisant, un peu suintant, desquamé, et forme de grandes plaques lisses d'un rouge sombre uniforme avec quelques larges lamelles jaunâtres sur leurs bords. Les parties génitales et la face interne des cuisses présentent la même lésion, mais à un degré encore plus accentué : le derme y prend en effet une teinte violacée. Tous ces points sont le siège d'une vive sensation de cuisson.

Sur les bras, l'éruption est un peu humide, vers les aisselles et aux plis des coudes ; mais, partout ailleurs, elle est sèche et elle l'a toujours été. La rougeur est un peu moins intense que sur le tronc, et elle n'a pas une teinte uniforme Les lamelles épidermiques y sont grandes, de un à trois centimètres de long sur deux de large environ, d'un blanc nacré, minces, transparentes, très abondantes. Dirigées de haut en bas, adhérentes par leur bord supérieur, flottantes dans tout le reste de leur étendue, un peu recroquevillées à leur bord inférieur, elles se recouvrent à la façon des tuiles d'un toit, et leurs points d'implantation forment des lignes parallèles.

La paume des mains est intacte, leur face dorsale est un peu plus rouge qu'à l'état normal, et elle présente, sur quelques points seulement, une légère desquamation en fines écailles pityriasiques.

Les cuisses sont recouvertes, vers leur face interne, de larges plaques rouges confluentes, et, vers leur face externe, de toutes petites plaques rouges fort rapprochées. Elles sont le siège d'une abondante desquamation furfuracée. Aux plis des jarrets, l'éruption atteint de nouveau le rouge sombre et devient humide.

Elle reprend son caractère habituel de sécheresse sur les jambes où l'on voit une desquamation lamelleuse analogue à celle des bras. Ces lésions s'arrêtent aux articulations tibiotarsiennes. Les pieds auraient été toujours indemnes au dire du malade. — Cependant sur leur face dorsale se voient déjà quelques plaques rouges avec desquamation furfuracée.

Quand on a enlevé les squames et qu'on regarde de près avec soin le derme sous-jacent, on voit qu'aux endroits typiques, là où il n'y a jamais eu de suintement, la rougeur de la peau n'est pas uniforme ; elle est en effet parsemée d'un piqueté rouge vif, siégeant surtout autour des orifices des glandes. L'orifice même des conduits glandulaires est marqué par un petit point blanchâtre, qui a l'air d'être constitué par un amas d'épiderme. Mais en outre on dirait sur d'autres points qu'il y a une petite ponctuation blanc-jaunâtre, transparente, au-dessous de l'épiderme, comme s'il y avait une dilatation des glandes sébacées. En enfonçant avec précaution une épingle, on arrive sans douleur aucune dans ces petits points qui semblent formés d'amas épidermiques dans les conduits glandulaires.

Par la pression, on ne fait disparaître qu'en partie la coloration de la peau et il persiste une teinte jaunâtre.

Sur les jambes, en beaucoup d'endroits, on trouve du véritable purpura que la pression ne modifie pas. Cette dernière lésion se produit d'ailleurs avec la plus grande facilité partout où l'on traumatise le derme. Il suffit même de le gratter avec l'ongle, de façon à détacher les squames sans l'excorier ; ce qui montre l'extrême fragilité des capillaires.

Nous venons de voir que l'éruption semblait avoir respecté la paume des mains et la plante des pieds ; ce n'était qu'une fausse apparence ; car, dès le 14 octobre, ces deux régions ont commencé à desquamer, les doigts et les orteils eux-mêmes ont été atteints ; mais jamais la lésion n'a présenté aux extrémités le caractère d'activité qu'elle a sur le reste du corps.

Le malade exhale une odeur fétide très prononcée. Il ne tousse pas et n'a rien au cœur : les urines sont assez rares, de 800 à 1000 grammes par jour, très-colorées ; mais elles ne renferment ni sucre ni albumine ; elles n'en ont jamais présenté pendant toute la durée de l'affection.

Nous avons pris les températures rectales, assez régulièrement matin et soir, pendant toute la durée de l'éruption, et depuis le jour de l'entrée jusqu'au 6 novembre, nous avons trouvé d'une façon presque constante que le thermomètre oscillait le matin entre 37°4 et 37°6 (pouls entre 60 et 70) et le soir entre 38° et 39°5 (pouls entre 80 et 108). A partir du 6 novembre, il n'y a plus eu de poussées fébriles vespérales, et le thermomètre n'a jamais marqué dans le rectum plus de 37°8.

En résumé, nous nous trouvons en présence d'une éruption généralisée n'ayant jamais suinté qu'aux plis articulaires, partout ailleurs ayant toujours été d'une sécheresse absolue, caractérisée par une rougeur intense du derme, par son épaississement, et par une desquamation de lamelles épidermiques assez abondantes pour permettre de les ramasser chaque matin dans le lit par poignées.

On lui prescrit sur la figure des lavages avec de la décoction de racine d'aunée et de camomille, des cataplasmes d'amidon froid ; sur le reste du corps des onctions avec du liniment oléo-calcaire ; à l'intérieur deux litres de lait et une alimentation choisie.

Depuis nous l'avons observé chaque jour ; mais nous nous contentons de citer les détails les plus importants.

10 octobre. — On lui ouvre un petit abcès intradermique dans la barbe. Il a de la diarrhée ; son voile du palais est un peu ulcéré : 38°9 le soir.

Le 11 octobre, il a le soir, 39°5.

17 octobre. — Sous l'influence des soins hygiéniques, l'éruption reprend partout son caractère distinctif de sécheresse ; il ne se produit nulle part de suintement ; la disposition de la desquamation en larges écailles lamelleuses nacrées, fines et imbriquées, est devenue très évidente. L'alopécie est partout complète. La marge de l'anus est fort douloureuse, glabre, d'un rouge violacé. Les pieds et les mains desquament ; l'épiderme se détache en lambeaux du bout des doigts. Sur les jambes, la rougeur pâlit. T. M. 37°8. S. 38°4. P. 104.

28 octobre. — Le malade est pris d'une nouvelle poussée fébrile, (soir 39°3), qui est assez forte jusqu'au 3 novembre.

7 novembre. — La desquamation est toujours fort intense et typique. Les lèvres sont encore recouvertes d'exulcérations. Il s'est formé sur le cuir chevelu des croûtes jaunâtres, épaisses, au-dessous desquelles il se fait un suintement séro-purulent. (Cataplasme d'amidon sur le crâne). Les jambes ont presque repris leur couleur normale.

14 novembre. — L'amélioration est déjà fort notable ; la tête est complètement débarrassée des croûtes qui la couvraient ;

les quelques rares cheveux qui persistent sont courts, grêles, frisottants, secs. Ils sont un peu plus abondants vers la nuque. La température rectale du soir ne dépasse plus 37°8. Il se forme une bulle isolée sur le devant de la poitrine ; il en paraît également quatre ou cinq sur les bras, vers le pli du coude. Ce sont les seules que l'on ait vues pendant toute la durée de l'affection.

16 novembre. — La conjonctive de l'œil gauche commence à s'injecter davantage ; le malade souffre de vives démangeaisons dans le dos (onctions avec le glycérolé tartrique).

18 novembre. — Il éprouve des douleurs circumorbitaires assez intenses.

Le 21 novembre, l'iris se trouble, et l'administration de deux gouttes de collyre à l'atropine montre qu'il y a des synéchies postérieures, car la pupille est très déformée. Cet état se prolonge jusqu'au 26 novembre, puis il s'améliore.

10 décembre. — Un nouvel examen complet nous permet de constater que la santé générale est bonne. Le malade a repris presque toutes ses forces. Il marche bien, mais il ne dort que pendant le jour, anomalie qu'il rapporte à ses habitudes antérieures. La quantité d'urine rendue est de 1300 à 1500 grammes par jour. Les cheveux repoussent ; cependant le cuir chevelu est encore un peu rouge et recouvert de fines lamelles. Presque toute la face, le front en particulier, et les conjonctives sont encore très atteints. Il y a un peu de photophobie et de la sensation de gravier. Les cils sont tombés en grand nombre à la paupière supérieure, et en totalité à la paupière inférieure. Les lèvres sont aussi malades que lors de l'entrée ; elles sont toujours d'un rouge bleuâtre, épaissies, recouvertes de petites exulcérations arrondies, d'où suinte une sérosité citrine qui s'amasse en gouttelettes ; il y a même un peu de gingivite. Sur le tronc, l'éruption ne forme plus que des plaques irrégulières et irrégulièrement disposées, entourées de peau saine, et recouvertes de lamelles épidermiques. Elle est encore confluente sur les épaules, sur la face postérieure des bras et des avant-bras. Sur leur face antérieure, vers les plis des coudes, on trouve de petits nodules, de un centimètre environ de diamètre, livides, isolés, formés par un épaississement mar-

qué du derme et consécutifs aux quelques bulles qui se sont produites en ces points. Sur les membres inférieurs il n'y a plus que quelques plaques isolées vers le haut des cuisses. Le ganglion rétro-auriculaire droit est fort engorgé. Le malade entend actuellement très bien. Autour des follicules pileux de la face dorsale des doigts, on remarque de petites saillies papilliformes avec point noir central, correspondant au poil, disposition qui rappelle celle du pityriasis pilaris.

Le premier bruit du cœur est sourd et un peu prolongé.

13 décembre. — Depuis quelques jours, le malade n'y voit plus très distinctement ; les objets lui paraissent enveloppés d'un brouillard. Les deux yeux lui donnent la même sensation. A l'examen ophthalmoscopique on ne trouve rien dans le fond de l'œil ; mais les milieux ont l'air d'être un peu moins trans parents que d'ordinaire ; sur la cristalloïde antérieure il y a des taches blanchâtres consécutives aux synéchies de l'iritis.

30 décembre. — L'amélioration générale a été très rapide depuis le 13, mais les troubles oculaires persistent encore. Le cuir chevelu a repris presque tout entier sa coloration normale : il n'y a plus çà et là que quelques plaques d'un rouge cuivré assez semblables, comme aspect et comme disposition circinée, à des papules syphilitiques : elles sont le siège d'une desquamation furfuracée, et il y a un peu d'épaississement du derme à leur niveau. Vers l'occiput, les lésions sont plus accentuées. Les cheveux repoussent et résistent aux tractions. Sur le front, la rougeur pâlit, elle prend une teinte orangée et on y voit déjà quelques plaques de peau saine. L'ensemble des lésions ressemble à un psoriasis circiné. Quelques gerçures fort superficielles n'intéressent que l'épiderme aux plis du front. Les conjonctives palpébrales sont un peu épaissies et injectées. Dans la barbe on trouve encore çà et là une légère infiltration. Mais les lèvres ont toujours le même aspect, et, sur le dos de la langue, on voit une excoriation superficielle. Il n'y a plus que quelques plaques sur le cou, le dos, les épaules et les bras ; elles ont perdu leur aspect caractéristique ; elles sont pâles, le derme y est peu infiltré ; il n'est plus recouvert que de quelques écailles furfuracées.

Les ongles de la main gauche ne présentent que des ponctuations et des irrégularités. Il en est de même pour ceux des quatre derniers doigts de la main droite, tandis que celui du pouce est rugueux, déformé, jaunâtre et offre une profonde dépression vers sa racine. Son bord externe est complètement séparé de la matrice ; il est fort épaissi et rayé de stries longitudinales.

Vers le 8 janvier, le malade est repris de quelques phénomènes d'iritis du côté de l'œil gauche : il y a de la vascularisation péricornéenne ; l'iris est terne et peu sensible aux modifications de la lumière ; il y a un peu de photophobie et une sensation pénible dans la région.

Ces troubles disparaissent peu à peu, et le malade vers le 20 janvier y voit très bien ; mais, dès le 12 janvier, il survient une sorte de glossite érythémateuse, caractérisée d'abord par de la rougeur, par des plaques blanches sur la moitié gauche de la langue, puis par une fissure douloureuse au même endroit.

Le 14 janvier, l'état général est excellent ; les cheveux, les sourcils et les cils sont en pleine croissance. La face et le front conservent toujours une teinte hyperémique assez intense. La pupille gauche est dilatée, irrégulière, ovoïde, grâce à une adhérence vers sa partie inférieure.

Sur le cou, il y a de petites taches de la largeur d'une pièce de cinquante centimes ou de un franc, d'une teinte bistrée, et sur le dos ainsi que sur la poitrine, des taches disséminées, à bords irréguliers, nets en certains points, diffus en d'autres, d'une coloration rosée sur fond brunâtre.

Le malade demande son exeat. Nous le revoyons le 24 juin 1882.

Il est en fort bonne santé, et il n'a pas eu de rechute. Il a les ongles sains ; mais celui du pouce de la main droite est tombé en entier ; il s'en est allé, nous dit-il, graduellement, par fragments ; il s'est en quelque sorte émietté.

Les cheveux ont bien repoussé, mais ils sont assez clairsemés. Les sourcils et les poils du pubis sont comme avant la maladie ; la moustache est longue, lisse, brillante, bien fournie ; la bouche est complétement guérie.

Les ganglions cervicaux sont un peu développés. Sur le dos, on voit une grande quantité de macules disséminées çà et là ; leurs contours sont irréguliers ; leur coloration est peu foncée, rosée et brunâtre à la fois ; elle augmente par la chaleur ; la nuance rosée (élément érythémateux) disparaît par la pression, et il reste un fond brunâtre (élément pigmentaire). Il y en a également quelques-unes sur les bras, mais point sur les cuisses.

Le malade se porte fort bien, il n'éprouve plus aucun malaise, il n'a plus eu de diarrhée, mais il n'a pas beaucoup d'appétit et parfois il éprouve une sensation de faiblesse dans les membres inférieurs. La vue est bonne, cependant elle se trouble de temps en temps.

En octobre 1882, la santé s'est maintenue excellente ; mais il y a encore quelques macules brunâtres dans le dos.

OBSERVATION II. — Citée *in-extenso* dans la thèse de M. le Dr Percheron (Obs. I). — Communiquée par M. le Dr Vidal à la *Société médicale des hôpitaux*. (Résumée.)

P. Augustin, âgé de 20 ans, garçon tripier, entre le 7 mars 1874, au n° 26 de la salle Saint-Louis, service de M. le Dr Vidal. Il est vigoureux, et il n'a aucun antécédent héréditaire. Il a été sujet jusqu'à l'âge de 15 ans à avoir chaque année des gourmes du cuir chevelu, et des adénites cervicales non suppurées : il n'a jamais eu de manifestations arthritiques, jamais d'autres maladies. Sa peau est ordinairement sèche, et quand il travaillait aux champs, il ne mouillait pas sa chemise ; il est à Paris depuis trois ans, et son hygiène serait bonne, s'il ne buvait une trop grande quantité de vin, deux à trois litres par jour, et quelques petits verres d'eau-de-vie.

Le 22 février 1874, il remarqua à la partie interne et supérieure des cuisses et autour du cou, une rougeur assez vive qui s'étendit d'abord vers les bras, puis vers les jambes. Il n'y avait ni vésicules ni bulles.

Le 3 mars, la coloration rouge avait envahi toute l'étendue de la peau ; les membres inférieurs étaient gonflés ; se sentant plus souffrant, ayant de la fièvre et un peu mal à la gorge, il fut obligé de s'aliter.

Le 5 et le 6 mars, il vit se produire des squames sur tout le corps ; mais il n'observa de suintement qu'aux endroits où il s'était gratté ; (partie supérieure des cuisses, derrière les oreilles, etc.)

Il entre à l'hôpital le 7 mars, en se plaignant d'un grand accablement, et d'une fièvre assez forte. La langue est rouge, humide, avec saillie des papilles qui sont blanches ; rougeur modérée de la gorge. La figure est gonflée, le nez luisant ; les paupières œdématiées ne peuvent se fermer complètement ; la partie moyenne de la figure présente tout à fait l'aspect d'un début d'érysipèle. Sur les joues, sur le front, on trouve des squames analogues à celles du tronc, mais plus petites ; dans les cheveux, squames abondantes, petites, pityriasiques ; sur le menton, autour des oreilles, autour de la commissure palpébrale externe, ce sont plutôt des croûtes jaunes assez minces.

Sur tout le corps se voit une desquamation générale constituée par des lamelles minces, larges de 2 à 4 centimètres, dont les bords sont détachés, relevés, et qui adhèrent faiblement par leur partie centrale. Au-dessous, la peau présente une rougeur uniforme assez prononcée.

A la paume des mains, on trouve une large plaque continue qui semble n'être plus adhérente sans être réellement soulevée. Sur leur face dorsale, une partie de l'épiderme a été enlevée, mais déjà il s'en est reformé une mince couche, et la peau à ce niveau est rouge, mais non excoriée. Les doigts présentent tous des phlyctènes larges, mais peu saillantes, qui contiennent une très petite quantité de sérosité louche. Les pieds présentent un état analogue. Le prépuce est gonflé de manière à former un phimosis inflammatoire : on constate un écoulement balano-préputial assez abondant.

Le malade éprouve un sentiment très pénible de chaleur et de cuisson et des démangeaisons assez vives.

Le 8 mars, l'aspect érysipélateux du nez et des paupières disparaît, et toute la face se recouvre de squames. La gorge offre un pointillé rouge semblable à celui de la scarlatine. L'urine ne contient pas d'albumine. (Lim. bourrache ; bouillon et lait ; chloral 4 gr. contre l'insomnie ; Lin. oléo-calcaire et ouate.)

Cette rougeur de la langue et de l'isthme du gosier qui persistèrent jusqu'au 13, cette exfoliation de l'épiderme par larges plaques firent d'abord penser à une scarlatine anormale. Mais la marche ultérieure de la maladie fit bientôt abandonner ce diagnostic. On ne trouva jamais ni albumine ni sucre dans les urines. La desquamation continua à s'opérer, l'épiderme nouveau se détachant à son tour par poussées successives, et pour ainsi dire au fur et à mesure de sa formation.

21 mars. — Depuis quelques jours, le premier bruit du cœur est un peu prolongé en dedans de la pointe, les démangeaisons sont moins vives ; l'appétit est bon, mais tend à diminuer. Il se fait un suintement prononcé sur les bras, les mains et les cuisses.

Le 23 mars, on incise un petit abcès tubériforme de l'aisselle.

Le 24 mars, le souffle systolique du cœur s'accentue ; il se fait sur les lèvres, à la face interne des joues et sur le voile du palais, des concrétions pseudo-membraneuses d'un blanc grisâtre, épaisses de 1 millimètre, un peu adhérentes, mais faciles à détacher et laissant à nu une surface très rouge, granuleuse, qui saigne facilement (collutoire boraté.) Rougeur au sacrum. Les parties découvertes sont le siège d'une desquamation plus active que les parties enveloppées. Un peu d'insomnie pendant la nuit, et sensation de chaleur telle qu'il se découvre.

Le 28 mars, le sacrum s'excorie, le cou et la face sont le siège d'un suintement abondant grisâtre, et qui empèse le linge.

Le 2 avril, le souffle mitral est net ; la muqueuse buccale est toujours recouverte de son enduit ; elle est excoriée, et saigne par places ; les cils sont tombés, ainsi que les poils du pubis et une partie des cheveux.

Les faces palmaires des deux mains sont rouges, dénudées, douloureuses à l'air ; les ongles ne tiennent plus ; il en a perdu un il y a quelques jours. Il en est de même des pieds. Sur tout le corps, squames sèches, foliacées, atteignant 5 à 6 centimètres, adhérentes par un de leurs bords, imbriquées et recouvrant un derme rouge. Croûtes granulées dans les aisselles. Démangeaisons toujours assez fortes. Au sacrum, autour de l'anus, à la partie postérieure du cou, légères excoriations. Incision d'un petit abcès sous-cutané de la cuisse droite, le 3.

Le 8 avril, un peu de diarrhée depuis le 6. Deux ongles sont tombés. Les lèvres saignent beaucoup moins ; la face inférieure de la langue est encore recouverte d'un léger enduit grisâtre, sa face supérieure présente quelques fissures peu profondes. Eschare noire de la largeur d'une pièce de 5 francs au sacrum. (Poudre de quinquina.)

Le 12 avril, l'enduit grisâtre de la bouche a disparu. La figure est rouge avec une sorte d'induration de la peau qui semble comme tiraillée. Il y a un léger degré d'ectropion et de vascularisation de la conjonctive palpébrale ; (glycérolé tartrique.) L'eschare du sacrum grandit, elle a 8 centimètres sur 5, et il s'en forme aussi au milieu des excoriations trochantériennes. Il s'est produit également des excoriations dans le dos au niveau de la partie interne de l'épine scapulaire ; celle du cou s'élargit. Croûtes sous les aisselles et sur la poitrine où le malade se gratte depuis quelques jours. Partout ailleurs lamelles sèches, foliacées, de 4, 6, 8 centimètres de large sur 4 ou 5 centimètres de haut, recouvrant une surface rouge, et imbriquées suivant des lignes régulières. Elles sont surtout abondantes aux endroits qui sont pansés à sec avec de la poudre d'amidon. Par places, c'est un véritable état feuilleté formé de plusieurs lamelles superposées.

Le 16 avril. — Hydarthrose des deux genoux depuis deux ou trois jours ; il ne reste plus d'ongles aux mains ; aux pieds il y en a encore quelques-uns, mais ils ne tiennent plus à la matrice unguéale, et constituent avec l'épiderme voisin une sorte de doigt de gant autour de l'orteil. Ses pieds et la moitié inférieure des jambes présentent un œdème assez accusé.

Le 22 avril, l'eschare du sacrum est détachée ; la plaie a bon aspect ; sur un petit point on sent le sacrum à nu. Les ulcérations scapulaires sont améliorées et très superficielles.

Il s'est produit des excoriations aux deux talons et au coude gauche, au niveau de l'épine iliaque postérieure et supérieure. La face est complètement nettoyée, lisse, la peau y est souple. (Glycérolé tartrique.) Ses yeux se ferment assez bien, et la conjonctive n'est plus rouge.

Le 23 avril, petites eschares superficielles aux épines iliaques postérieures. Très légère érosion à la face inférieure de la langue. Figure un peu œdémateuse. Les cheveux sont détachés du cuir chevelu et forment avec les squames une calotte appliquée sur la tête, mais facile à soulever.

Le 27 avril, on le descend au jardin sur un brancard, et il dort toute la nuit. Mais le 28, la desquamation devient encore plus abondante.

Le 2 mai, on incise deux abcès assez volumineux, l'un au-devant du pubis, l'autre dans le pli inguinal gauche. Les ulcérations ont bon aspect ; les hydarthroses ont diminué.

Le 6 mai, les cils et les sourcils repoussent ; les abcès inguinaux sont presque cicatrisés ; il en est de même des plaies sacro-iliaques. Ulcération allongée à la partie externe et moyenne de chaque jambe. Depuis que la desquamation est excessivement abondante, il y a plutôt de la constipation.

Le 18 mai, les petites eschares iliaques se détachent, les ulcérations des mollets et des talons sont en bonne voie.

La desquamation est moins abondante et les lamelles moins larges ; sur la poitrine elles sont presque furfuracées. Les matrices unguéales des doigts sont recouvertes d'une couche cornée très mince et un peu molle. Les ongles de plusieurs orteils sont encore retenus par leur continuité avec l'épiderme ; et, après les avoir détachés le 24, on trouve que les ongles nouveaux y sont plus avancés qu'aux mains.

Le 30 mai, il peut faire quelques pas au jardin en se faisant soutenir, et, à la suite de cette tentative, il a, pendant trois jours, de hautes températures le soir.

Le 8 juin, la peau de la face est déjà blanche et lisse sans squames ; sur le crâne, on voit un duvet évident qui a plusieurs millimètres de longueur. Sur le reste du corps, la peau est grise, et présente par places de petites squames lenticulaires blanchâtres, adhérentes. Traînées blanches sur la poitrine d'aspect cicatriciel paraissant dues au grattage. Sur le dos et aux trochanters il y a encore quelques croûtes recouvrant des ulcérations en voie de guérison. Les démangeaisons ont complètement disparu.

A partir du 16, il peut marcher sans aide. A la suite d'un pansement au chloral des plaies des jambes, il y a sur les membres inférieurs une éruption vésiculeuse et érythémateuse. (Glycérolé et poudre d'amidon.)

Le 25 juin, on remarque que sur le ventre et sur les cuisses la teinte grise qui paraissait à peu près uniforme se présente maintenant sous un aspect tacheté, très accusé, (taches irrégulières de 3 à 4 millimètres de large, assez foncées, disposées sur un fond plus clair, quoique moins blanc qu'avant la maladie.) Les cheveux poussent activement; mais les démangeaisons reparaissent assez fortes.

Le 2 juillet, il est pris d'envies incessantes d'uriner; il urine trois litres en 15 heures. Depuis trois jours, il s'est reproduit une desquamation pityriasique sur la figure et le bras droit, et il s'est formé des croûtes jaunes sur les jambes; (glycérolé tartrique.)

La polyurie persiste jusqu'au 8 environ.

Le 22 juillet, il reste levé toute la journée; il pèse 49 kilogrammes avec ses vêtements; il pesait 64 kilogrammes en janvier.

Il a engraissé depuis un mois.

Le 2 août, le malade a une défaillance le soir; mais dès qu'il a été couché, il est revenu facilement à lui. La plaie du sacrum s'est un peu rétrécie, elle suppure beaucoup, il persiste de petites ulcérations sur les jambes : les autres sont guéries. Les cheveux repoussent, mais ils sont très fins.

Le 10 avril, il se plaint depuis quelques jours de ne pouvoir remuer le gros orteil droit qui est demi fléchi, immobile.

Le 17 août, la plaie sacrée n'est plus que de la grandeur d'une pièce de 50 centimes, mais le 20, la région fessière s'enflamme de nouveau, et il se forme de nombreuses ulcérations toutes petites qui donnent un suintement assez abondant.

Le 21 août, sous le talon gauche, large bulle remplie d'un liquide purulent, et qui se rompt le 28 : il s'en forme de moins volumineuses, aplaties, à la face palmaire des doigts le 25. Les ongles sont très volumineux, jaunâtres, formés de plusieurs couches cornées, irrégulièrement superposées, et ne sont que peu adhérents ; au-dessous de l'un d'eux, on voit la matrice rosée régulière.

Le 17 septembre, les taches pigmentaires sont moins apparentes ; au sacrum, il persiste une petite plaie rebelle à la cicatrisation, et tout autour de petites croûtes jaunes qui recouvrent des ulcérations superficielles. L'état général est excellent ; mais la paralysie persiste ; elle est même plus étendue.

Le 1ᵉʳ septembre en effet, le malade s'est aperçu qu'il était plus faible de la jambe droite. Aujourd'hui, il la traîne légèrement, et a plus de difficulté à se tenir debout sur elle que sur la gauche. L'extension du gros orteil est impossible ; celle des autres orteils et du pied est bien moins énergique qu'à gauche. Le muscle pédieux se contracte bien, aussi la première phalange du pouce peut-elle se relever, mais la deuxième reste immobile.

Les péroniers se contractent bien. En somme, la paralysie est complète pour l'extenseur propre, incomplète pour l'extenseur commun et le jambier antérieur. La contractilité électrique est très affaiblie pour ces deux derniers muscles, presque nulle pour l'extenseur propre. La sensibilité est intacte. (Electrisation.)

Le 2 octobre, il commence à relever le gros orteil, et il traîne moins la jambe. Il pèse 56 kilogrammes. Les plaies du sacrum sont cicatrisées.

Le 24 octobre, jour de sa sortie, il ne boîte plus, mais c'est à peine s'il peut faire contracter l'extenseur propre qui est encore peu excitable par l'électricité. Il ne reste plus que des squames furfuracées à la paume des mains et à la plante des pieds ; elles reposent sur un épiderme fin, lisse et rosé. Les ongles sont normaux, sauf quelques-uns qui sont encore épaissis et rugueux. Les cheveux et les poils ont complètement repoussé, mais sont un peu minces. L'épiderme de tout le corps est lisse et fin, mais présente encore des taches pigmentaires bien marquées. Le souffle mitral a disparu.

Le 15 janvier 1875, il ne reste plus trace de desquamation. Les ongles et les cheveux sont en bon état ; et la peau blanchit tous les jours ; on ne voit presque plus de taches brunes. La jambe droite est aussi forte que la gauche, et son gros orteil n'est plus paralysé. Il pèse 59 kilogrammes et se sent presque aussi fort qu'avant sa maladie.

A l'observation si complète que l'on vient de lire, est annexée une courbe de température, qui montre surtout une élévation vespérale quotidienne. La fièvre durait depuis 4 ou 5 heures jusqu'à 9 heures du soir. On y remarque de plus des sortes d'ondulations formant des poussées fébriles qui persistent plusieurs jours, les différences entre les températures vespérales et matinales restant toujours de 1° 1/2 à 2° en moyenne. Ces poussées ont eu lieu vers le 8 mars (entrée du malade) (acmé 40° 3), du 20 au 24 mars (suintement sur les membres, complications buccales) (acmé de 40°), du 28 mars au 3 avril (excoriation et suintement) (acmé de 40° 4), du 5 avril au 22 avril, formant une sorte de plateau à grandes oscillations quotidiennes (complications buccales, eschares et desquamation fort abondante) (acmé de 40°), du 18 mai au 2 juin, formant un autre plateau ascendant (tentatives de rester debout (acmé à 40° le 2 juin), du 22 au 27 juin (éruption de chloral), vers le 2 juillet (poussée nouvelle de desquamation.)

OBSERVATION III. — Recueillie en partie par M. Nourri ; communiquée par notre excellent collègue et ami M. Charrin, interne des hôpitaux, due à l'obligeance de M. le professeur Lasègue et de M. le Dr de Beurmann, qui ont bien voulu nous permettre de voir le malade et de prendre nous-même des renseignements. (Inédite).

S... François, cultivateur, âgé de 44 ans, entre le 10 octobre 1881, au n° 48 de la salle Jenner, service de M. le professeur Lasègue, hôpital de la Pitié. Son père est mort à l'âge de 65 ans

d'un rhume négligé, dit-il ; pas d'autre antécédent héréditaire.
Il n'a jamais eu de rhumatismes, jamais de maladie de peau,
jamais d'accidents vénériens ; étant tout jeune, il aurait eu cependant un peu de gourme pendant huit mois. Il boirait environ
un litre de vin par jour, jamais de liqueur, ni d'eau-de-vie. Il est
pe la Creuse, et il n'a quitté son pays que pour venir se faire
soigner à Paris. Il a toujours joui d'une excellente santé jusqu'à
sa maladie actuelle, mais il avait remarqué qu'il suait difficilement.

Au contraire, quand l'éruption a commencé, vers le mois de
mars 1881, il a été pris de sueurs tellement abondantes, surtout
la nuit, qu'il était obligé de changer jusqu'à douze fois de chemise en vingt-quatre heures ; puis il a éprouvé de violentes
démangeaisons sur toute la surface du corps, mais plus particulièrement à la tête et aux pieds ; enfin, au commencement de
mai, il s'est aperçu que vers la ceinture, à la base du thorax,
la peau devenait rouge ; cette rougeur s'est généralisée rapidement en huit ou quinze jours, nous dit-il, à toute la surface
cutanée. Puis sur ce fond rouge il a vu apparaître de petits
boutons qui ont donné lieu en certains points (plis articulaires,
aînes et aisselles surtout, nuque, parties latérales du corps) à
un suintement abondant, visqueux, jaunâtre, qui tachait le linge.
Ceci serait arrivé après l'administration de plusieurs bains
d'écorce de chêne.

En même temps sur tout le reste du corps qui était sec, il se
produisait une desquamation de lamelles blanches, nacrées,
feuilletées, assez abondantes pour remplir chaque jour plusieurs
assiettes. Le malade éprouvait de temps en temps des frissons,
et, au début, il est resté quinze jours sans appétit ; depuis il a
bien mangé, mais moins que d'ordinaire.

Dès le mois de juin, il lui est survenu des adénites axillaires,
inguinales, cervicales, très volumineuses, indolentes, rappelant
jusqu'à un certain point par leur nombre, leur grosseur et leur
généralisation certains cas d'adénie.

Les démangeaisons étaient assez fortes, mais très tolérables ;
il avait des alternatives de diarrhée et de constipation, et toussait un peu de temps en temps.

Au mois de juin, il a eu plusieurs poussées de furoncles volumineux situés surtout vers les aisselles, et il a commencé à perdre les cheveux et les poils du corps. Les ongles sont devenus volumineux, épais et fendillés.

Il a été traité fort irrégulièrement dans son pays. On lui a d'abord administré de l'atropine contre les sueurs du début; puis des bains d'écorce de chêne contre l'éruption; des amers, des toniques (v. q. q. — Sp. d'iodure de fer).

Enfin il s'est décidé à venir à Paris.

A son entrée à l'hôpital, on est tout d'abord frappé de la coloration de sa peau qui est d'un rouge sombre, luisante, vernissée, comme à la période lisse de l'eczéma, mais non suintante, et sans épaississement notable : tout le corps, de la tête aux pieds, est couvert de squames d'épiderme sèches, blanches, formant par places des lambeaux de plusieurs centimètres de large, ayant dans leur ensemble l'aspect d'un gâteau feuilleté, et assez abondantes pour que celles qui tombent pendant la nuit et que l'on a mesurées à plusieurs reprises, remplissent complètement une assiette creuse d'hôpital. On n'observe aucune propagation aux muqueuses, les conjonctives elles-mêmes ne sont pas prises, quoiqu'il y ait un léger degré d'ectropion dû à un peu de rétraction de la peau des joues.

Tous les poils du corps, les cils et les sourcils sont tombés; les cheveux sont complètement remplacés par un duvet rare et léger. Tous les ongles des mains et des pieds sont volumineux, fendillés et mesurent près d'un centimètre d'épaisseur.

Il y a un engorgement ganglionnaire généralisé; les ganglions épitrochléens eux-mêmes sont pris.

L'appétit est assez bon; il n'y a pas de troubles digestifs, mais le malade est extrêmement faible, très amaigri, et il a un aspect tout à fait cachectique.

Bains au sublimé (10 gr.). Applications locales de vaseline.

Novembre 1884. — Le malade présente un mouvement fébrile très marqué surtout le soir, et le thermomètre est monté plusieurs fois dans l'aisselle à 39°. D'ailleurs il y a eu plusieurs périodes de fièvre séparées par des intervalles de presque apyrexie. Vers cette époque, le malade a pendant un mois, des troubles sérieux du côté de la vue ; il n'aperçoit les objets qu'à travers un brouillard, et c'est à peine s'il distingue la rangée de lits qui est située de l'autre côté de la salle. Puis ces phénomènes se dissipent graduellement .

En décembre 1881, il s'améliore lentement et recouvre une partie de son embonpoint, la desquamation devient moins abondante ; les cheveux et la barbe repoussent. Cette amélioration dure jusqu'au 15 janvier 1882 environ. — A cette époque il y a une rechute. Le malade est pris de sueurs profuses, il maigrit de nouveau, la desquamation devient plus abondante, les ganglions plus volumineux. Les cheveux et les poils qui avaient repoussé, tombent de nouveau, et, vers la fin de février, tous les ongles des mains et des pieds en font autant. Il n'en reste pas un seul. (application de vaseline renfermant de l'acide citrique. Bains au sublimé).

Mars 1882. — Peu à peu l'état général et l'état local s'améliorent, quoiqu'une bronchite aiguë avec pleurodynie survienne vers le milieu du mois. Les cheveux, les sourcils, les cils, la barbe, les poils du pubis, repoussent définitivement et ne cèdent plus aux moindres tractions ; la rougeur du derme a pâli, et la desquamation a cessé depuis quelque temps.

Mais, le 8 mai, le malade éprouve de nouveau des démangeaisons intolérables, surtout au niveau des articulations du coude, du poignet, du genou et du pied ; puis apparaît en ces points, limitée du côté de la flexion, une éruption passagère ressemblant à de l'eczéma craquelé, et qui est le siège d'un suintement poisseux. En même temps, la fièvre a repris avec assez d'intensité. (Bains d'amidon, vaseline pure). En quelques jours tout a disparu : à ce moment (20 mai), survient une nouvelle éruption générale sèche, semblable aux premières, et caractérisée par de la rougeur du derme et de la desquamation lamelleuse de l'épiderme, mais peu abondante. Puis, en deux ou trois jours, tout disparaît ; les ganglions diminuent un peu de volume.

Le 10 juin 1882. — Il n'y a plus de démangeaisons ni de sueurs. L'appétit est excellent, les forces reviennent ; le malade demande depuis quelques jours à sortir, se considérant comme guéri. Voici son état :

Les cheveux sont assez longs, assez fournis, mais secs et grêles ; ils ne s'arrachent plus facilement ; les sourcils, les cils, la barbe et les poils du pubis ont un peu repoussé. A la place des ongles on observe une couche cornée, raboteuse, fort inégale avec une ou deux fortes dépressions transversales, et une ou deux rugosités saillantes, irrégulières, également transversales, le tout strié longitudinalement. Cette couche est assez mince dans presque toute son étendue pour être transparente et n'avoir encore ni l'aspect ni la consistance de l'ongle ordinaire. On dirait même qu'elle est en desquamation ; elle n'est d'ailleurs nullement douloureuse au toucher.

Sur le cuir chevelu, il y a de la desquamation furfuracée ; par places de petites papulo-pustules rouges.

Sur le corps, çà et là, il y a quelques petites pustules d'acné disséminées ; vers l'aisselle gauche, au-dessous de la clavicule, on voit une petite plaque de la dimension d'une pièce de un franc, saillante, à bords irréguliers, et qui semble formée d'une agglomération de petites papules excoriées. Il en existe deux autres semblables dans le dos.

La peau a dans son ensemble une teinte générale brunâtre, beaucoup plus ardoisée qu'avant la maladie, et qui ne disparaît pas par la pression. Les follicules pileux forment sur ce fond comme une sorte de punctuation plus foncée.

OBSERVATION IV. — Due à l'obligeance de M. le Dr Quinquaud.
— *Dermite aiguë grave, primitive, exfoliatrice, chez un homme de 40 ans. — Chute des poils. Amélioration.* (Inédite).

Le 6 août 1871 entrait dans le service de Bazin, à l'hôpital Saint-Louis, le nommé Rvend..., serrurier, âgé de 40 ans.

Rvend... raconte qu'il a toujours été bien portant ; il n'a eu aucun antécédent diathésique dans sa famille : son père est mort du choléra ; sa mère aurait eu une apoplexie, ses frères et sa sœur ont une bonne santé. Il n'aurait jamais eu de rhumatismes, ni de maladies de la peau. Il n'accuse qu'une fluxion de poitrine qui l'aurait obligé de garder le lit pendant une quinzaine de jours; depuis lors, il s'est toujours bien porté; toutefois on trouve chez lui l'existence d'une dyspepsie pituiteuse légère, qui indiquerait un peu d'alcoolisme inavoué. Quoiqu'il en soit, il était robuste jusqu'à ces derniers temps.

Il y a 15 jours, sans appareil symptomatique à grand fracas, n'ayant pas même ressenti de malaise, il s'aperçut qu'il avait des taches de la grandeur de la main au niveau des deux aisselles, et un petit placard au-dessus de la clavicule gauche à la région cervicale; c'était, dit-il, *plus rouge que de la rougeole, mais il n'y avait pas de boutons ni de cloques.* Les huit jours suivants, les rougeurs s'étendirent à tout le corps; les six premiers jours, l'éruption s'était lentement disséminée, mais, du huitième au neuvième, elle s'étendit à toute la surface cutanée; en même temps, il remarquait que ses membres gonflaient; il ressemblait, dit-il, à un homard cuit. Il ne s'alita que le onzième jour à partir du début des rougeurs; il travaillait encore le dixième jour.

Le douzième jour, il remarque un peu de suintement et quelques croutelles sous l'aisselle gauche, tandis que *des peaux, dit-il, se lèvent sous l'aisselle droite.*

Le treizième jour, il éprouve du malaise, de la fièvre, sans sueurs, sans frissons, sans mal de gorge.

Il entre à l'hôpital le seizième jour en pleine desquamation; toute la surface cutanée est rouge; sur ce fond on voit une foule de lamelles, minces, blanchâtres, à bords détachés, relevés même comme dans le pemphigus foliacé; mais les squames les plus larges siègent à la face plantaire des pieds et à la face palmaire des mains. La face seule ne présente que quelques squames; mais dans la barbe et dans les cheveux on voit une quantité innombrable de petites squames comme dans les pityriasis les plus intenses.

A la face on remarque encore une légère tuméfaction des paupières. On ne constate aucun trouble appréciable ni du côté des poumons, ni du côté du cœur.

Rvend... n'accuse que du malaise général, de la chaleur, sans troubles digestifs, l'appétit a cependant diminué; le sommeil est tranquille, sans agitation, sans aucune rêvasserie; il mange un peu de viande, des potages. Pas d'albumine ni de sucre dans les urines.

P. 128. T. R. 39°5. (Extrait de quinquina 2 gr., potion cordiale ; 50 centigr. de sulfate de quinine).

Bazin était hésitant pour le diagnostic, il émit l'opinion qu'il s'agissait là d'une herpétide maligne ; j'inscrivis sur le cahier d'observation : *Dermite aiguë grave.*

Pendant le mois d'août cet homme desquame, il remplit ses draps, et chaque matin l'infirmier enlève le quart d'une cuvette de ces débris épidermiques. la température oscille entre 38°6 et 39°1, tandis que le pouls restait au-dessus de 100 pulsations par minute : les urines ont été des urines fébriles ; mais n'ont jamais présenté ni albumine ni sucre. Vers la fin du même mois, pendant 4 à 5 jours, il s'établit un léger suintement séro-purulent au niveau du sillon inguino-scrotal.

Le 2 septembre, on constate la chute de l'ongle du doigt auriculaire gauche ; les poils du pubis, de la barbe, les cheveux eux-mêmes tombaient en grande abondance ; une légère traction suffisait pour montrer que la chute du système pileux s'opérait avec une extrême facilité.

Mais, tandis que la température et le pouls baissaient, on voyait apparaître une dépression extrême des forces, le malade ne pouvait même plus se lever ; il existait une parésie généralisée, une amyosthénie des plus accentuées. La diarrhée ne persiste que pendant quelques jours. En même temps se montrent des érythèmes au niveau des parties saillantes coïncidant avec de légères érosions.

Pendant ce temps, la desquamation persiste toujours ; le malade se plaint de douleurs articulaires, mais on ne constate aucun épanchement synovial, ni aucune lésion cardiaque. D'ailleurs ces phénomènes du côté des articulations ne persistèrent que pendant une huitaine.

Les lésions de décubitus ne commencent à se réparer que vers le 15 septembre, époque à laquelle le malade demande à retourner dans sa famille A cette époque on constate une amélioration notable ; les petites eschares des grands trochanters, des malléoles, du sacrum, se sont considérablement rétrécies et

sont en voie de cicatrisation : la chute des cheveux et des ongles
persiste encore, mais est moins considérable. Notons toutefois
que la desquamation cutanée existe encore avec une assez
grande intensité ; la température est encore de 38°4, le pouls
à 90 : les fonctions digestives sont encore troublées ; une légère
angine s'était produite le 25 août, et n'avait persisté qu'une
huitaine de jours. — De plus cet homme qui avait une amyosthénie généralisée, est resté beaucoup plus faible du membre
inférieur droit que du membre inférieur gauche. En un mot
Rvend... quitté le service en voie d'amélioration, mais il est loin
d'être encore guéri. Depuis lors, nous n'avons pu avoir de renseignements sur la marche ultérieure de son affection.

Remarques. — Cette observation nous semble intéressante
malgré bien des lacunes : elle établit que l'affection n'a point
débuté à la manière d'une fièvre exanthématique ; qu'il s'est
produit une suite d'accidents qui donnent à la maladie une
physionomie tout-à-fait spéciale. Elle me semble encore démontrer ici que nous n'avons pas affaire à un état morbide secondaire,
mais primitif, qui envahit tout le système épidermique des
phanères comprenant aussi l'épiderme, les poils et les ongles,
avec retentissement sur le derme et l'hypoderme, en même
temps que les muqueuses ne sont pas épargnées. Enfin, ce qui
fait l'intérêt de cette observation, c'est que le système nerveux
est atteint lui aussi, comme le démontrent ces paralysies, ces
troubles trophiques consécutifs disséminés. Il me semble ici
bien démontré, en raison de l'évolution et des symptômes obser-
vé·, qu'il s'agit là d'une espèce morbide qui doit être décrite
à part.

Dr QUINQUAUD.

OBSERVATION V. Due à l'obligeance de M. le Dr Stephen
Mackenzie. — *Pityriasis rubra.* — (Inédite). — (Cas 2 du mémoire de l'auteur qui sera incessamment publié).

Joseph B..., maréchal-ferrant, âgé de 42 ans, est reçu à l'hôpital de Londres, le 15 juillet 1880.
Son père mourut de « reumathic gout », à l'âge de 74 ans. Sa

mère vit encore et n'a jamais eu de maladies, si ce n'est ce qu'il appelle « scurvy, » (psoriasis ?) et qui n'affectait que la partie antérieure des coudes. Son frère aîné fut également atteint une fois de « scurvy » ; la maladie affecta, dit-il, tout le corps et s'accompagna d'une exsudation. Un de ses frères mourut de rhumatisme et d'hydropisie ; une de ses sœurs de phthisie.

Il a eu deux blennorhagies, et, avec la dernière, des chancres tout autour du pénis. Quatre ans après, il eut une ulcération à la jambe, consécutive à un coup ; une cicatrice brune en marque encore la place. Il a toujours joui d'une bonne santé, est marié, et sa femme n'a jamais été enceinte.

Environ deux mois avant son admission, il dit avoir eu de nombreux boutons à la partie supérieure et interne des cuisses. Ils se répandirent bientôt en haut et en bas sur tout le corps. Ils démangeaient beaucoup pendant la nuit, et, lorsqu'il les grattait, il en sortait un peu de sang. Après qu'ils eurent persisté environ une semaine, la peau devint écailleuse et prit presque tout à fait l'aspect actuel. Il dit qu'il n'y a eu jamais aucun suintement de la peau, si ce n'est aux endroits où il s'est fait par le grattage des surfaces plus ou moins ulcérées.

Le jour de l'admission : homme grand, bien bâti, très bien nourri. Chevelure brune, très rare, et sommet du cuir chevelu tout à fait chauve. Organes thoraciques et abdominaux sains ; mains un peu tremblantes. Langue large, rouge et fissurée. Appétit bon, fonctions régulières. L'urine renferme des urates, pas d'albumine ; elle est acide, son poids spécifique est de 1027.

Etat de la peau. — Le corps est partout couvert de squames sèches, de grandeurs variables suivant les endroits. Le cuir chevelu est recouvert d'écailles sèches, transparentes, plus petites qu'en aucun autre point du corps. Le front et les joues sont couverts de larges lamelles de la même espèce. Les paupières inférieures paraissent un peu contractées, tirées en bas et retournées, de telle sorte que les conjonctives palpébrales sont visibles. Les paupières inférieures sont privées de cils. Le cou, le tronc, les bras et les jambes sont couverts de larges écailles ayant la même apparence que celles qui sont sur les joues. La poitrine et l'abdomen ont évidemment été frottés, car la peau y paraît plus rouge que partout ailleurs, et les écailles ne sont pas aussi nombreuses que sur le dos. La peau est partout un peu plus rouge que normalement. Quand on frotte le corps avec la main, les écailles tombent en grand nombre. Les paumes des mains et les plantes des pieds ne sont pas en desquamation; leur épiderme est dur, épais et sec; la face dorsale des mains et des doigts est couverte d'écailles abondantes.

La peau paraît dure et épaissie; elle est fissurée vers les endroits où elle est soumise à des mouvements. Les parties qui n'ont pas été grattées ne portent aucun signe d'exsudation. Tous les ongles des doigts et des orteils sont épaissis, rugueux et décolorés. Sur tout le corps, le malade éprouve une vive sensation de brûlure et de prurit.

On prescrivit du sulfate de magnésie ; de l'infusion de Columbo ; et une application de parties égales d'huile d'olive et de glycérine.

La desquamation s'étend dans tout le conduit auditif, de telle sorte que les deux oreilles sont obstruées par les écailles. On y fit faire des injections d'eau chaude.

Ce traitement eut pour effet de rendre les écailles moins abondantes, mais la peau plus rouge. Il y eut plus de prurit et de cuisson.

Le 3 août on note que « la peau continue à desquamer, et que les paumes des mains sont maintenant en train de le faire. »

Le 7 août. — On note : « Il transpire très abondamment. Peau très rouge et mince ; sensation de brûlure excessive. Cette chaleur ne vient que par places, et si le malade s'abstient de se gratter ou de se toucher, elle disparaît aussitôt. Les écailles se forment et tombent partout où la peau devient sèche. On essaye diverses applications locales.

Le 26 août je notai : « J'avais ordonné la dernière fois d'envelopper la jambe droite avec lead lotion and liquor carbonis detergens, et la gauche avec dilute mercurie nitrate ointment. Aujourd'hui elles sont dans le même état ; mais les accumulations épidermiques de la jambe droite sont ramollies. La peau des deux jambes est érythémateuse et couverte de lamelles dont quelques-unes ont une taille considérable. Les bras sont dans le même état que les jambes. Tous les ongles sont morts, et quelques-uns sont tombés en masse; d'autres s'émiettent. Tout le cuir chevelu et la face sont couverts d'écailles larges et floconneuses, plusieurs d'un pouce ou plus de diamètre. En quelques places l'épiderme forme des zigzags aux points où il se détache. La peau du cuir chevelu offre un aspect craquelé. Tout le tronc est écailleux, mais les squames, règle générale, sont plus petites que celles des extrémités et de la face.

Le 26 août, je prescrivis une lotion de glycérolé de sous-acétate de plomb.

Le 3 septembre. — Depuis l'usage du glycérolé plombique, le malade a fait des pas rapides vers l'amélioration. Il y a encore quelque peu de desquamation de la tête, de la face et du cou, surtout vers les régions temporales, les oreilles et la lèvre supérieure. Sur les bras, la poitrine et les jambes, les écailles manquent presque complètement, et la peau en quelques endroits commence à prendre une teinte et une texture normales. Sur les mains, tous les ongles sont tombés à l'exception de ceux du pouce droit et du petit doigt.

Il y a encore un léger prurit des bras et du dos. Les écailles qui sont maintenant formées sont petites et minces; il n'y en a que quelques-unes qui soient aussi larges qu'un penny, et elles n'existent qu'au cuir chevelu. La rougeur va partout en diminuant. L'état général paraît bon; dès qu'on cesse les applications pendant quelques heures, la peau devient sèche, rude, et commence à desquamer.

9 septembre. — Ecailles plus nombreuses; elles sont adhérentes sur toute leur étendue, sauf à leur circonférence où elles ont un aspect blanc d'argent. Le centre des écailles est d'une couleur jaune brunâtre. L'aspect craquelé du cuir chevelu continue.

Ensuite l'état du malade varia, les écailles étant plus abondantes à certains moments qu'à d'autres. La sensation de cuisson et le prurit de la peau étaient fort douloureux. On essaya des applications locales variées avec des résultats très divers et temporaires. L'effet des applications liquides et grasses était d'imbiber l'épiderme, et de faire que la desquamation était

25

moins apparente; lorsqu'on laissait la peau devenir sèche, elle reprenait aussitôt. Au commencement de novembre, lorsqu'on fit le dessin que je montrai à la société, il était dans le même état que lors de son entrée. Il n'y avait nulle part trace d'exsudation. Les ongles reformés étaient très épaissis.

Le 19 août, on lui prescrivit de l'arséniate de soude; on en augmenta la dose le 26 août. Le 17 octobre, il eut des nausées et des vomissements; on cessa le médicament pendant deux jours; mais on le fit reprendre le 19 octobre, et il le continua jusqu'à son départ. Au commencement de novembre, on fit usage d'une lotion alcaline, qui lui causa beaucoup de cuisson, mais améliora l'état de la peau. Puis on employa le glycérolé de sous-acétate de plomb; et, lorsque l'amélioration fut très grande, on le remplaça par une onction composée de : Liq. carbonis detergens (3 p.), Hydrarg ammon. (gr. X), and chrisma ($\text{z} \, \text{j}$).

Au commencement de décembre, le malade eut quelques furoncles disséminés sur le corps. L'hyperémie de la peau diminua graduellement; il en fut de même de la desquamation qui cessa bientôt tout-à-fait. Il se plaignit pourtant même alors de cuissons et de fourmillements sur presque toute la surface du corps.

Le 7 décembre, on lui permit de se lever une partie de la journée, et plus tard d'aller dans le jardin. Voici quel était son état le 4 février 1881, le jour qui précéda sa sortie de l'hôpital : « Il dit qu'il se sent bien, mais qu'il éprouve un peu d'irritation aux plis des coudes, à la partie interne des cuisses, et à la partie postérieure des jambes. Le cuir chevelu et la face sont lisses et souples. Le dos jusqu'à la région lombaire est très lisse, mais il persiste un certain degré de rudesse et de sécheresse. La peau de la partie antérieure du tronc est généralement moins rude que celle du dos. Les épaules et les parties supérieures des bras sont tout à fait lisses et souples. Les avant-bras, surtout à leur face externe, et les coudes sont encore un peu rudes, légèrement écailleux et ridés. La peau de la partie antérieure et de la partie interne des cuisses et des genoux est dure, épaisse et ridée. La peau des jambes est quelque peu épaissie, rude, dure et légèrement écailleuse, surtout sur les parties postérieures et externes. La peau de la plante des pieds est très épaissie. Il en est de même des ongles des doigts et des orteils.

Le malade est revenu nous voir plusieurs fois depuis. Quelques mois plus tard, il n'y avait plus qu'un peu de prurit de la peau, dont la rudesse et l'épaississement allait disparaissant. En septembre, il se présenta lui-même de nouveau à notre requête ; sa peau était partout parfaitement lisse ; et sa chevelure avait bien repoussé. Je l'ai vu dans ces trois derniers mois, et il reste en très bonne santé.

Dr Stephen MACKENZIE.

OBSERVATION VI. — *Inflammation générale de la peau ou dermatite* (*Wilks; Guy's Hospital Reports* 1861, page 310. Citée par Erasmus Wilson et par M. le Dr Percheron).

Le malade est un porteur de charbon, âgé de 34 ans, soigné par le Dr Rees. Lors de son admission à l'hôpital, il était excessivement malade, avec de la fièvre (pouls plein, langue recouverte d'un enduit épais), et il avait la peau couverte d'une éruption ponctuée que l'on prit pour une variole au début. En peu de jours, toute la peau devint le siège d'une inflammation générale et intense ; elle était d'un rouge vif, et légèrement enflée. Vers le sixième jour, elle commença à devenir rugueuse par le fait de la desquamation ; et, dès le dixième jour, de grandes lamelles d'épiderme se détachèrent. Sur la paume des mains, et à la plante des pieds, il n'y avait pas eu d'abord de rougeur ; mais, dans la période de desquamation, les bouts des doigts se soulevèrent en bulles, dont le liquide fut résorbé ; puis, l'épiderme s'affaissa et se rida ; à la dernière période, il perdit les ongles des doigts et des orteils. A mesure que la desquamation avançait, la langue était moins chargée, mais elle s'ulcéra superficiellement : On sut qu'il avait eu un bubon suppuré 10 ans auparavant. Le malade était convalescent à la fin du mois ; mais, quoiqu'il fût convalescent, il venait encore à l'hôpital comme malade du dehors à la fin de la neuvième semaine, et à cette époque il perdait les ongles des doigts et des orteils. La partie qui se détachait, se séparait de l'ongle sain et de nouvelle formation, par une marge noire.

OBSERVATION VII. — *Cas de dermatite exfoliatrice généralisée* (Pityriasis rubra) *accompagnée de fièvre et de prostration générale.* — Edward J. Sparks. (*British medical journal,* 6 nov. 1875.)

M. A. D..., âgée de 48 ans, fut admise dans mon service à l'hôpital de Charing Cross, le 9 août 1873. On l'apporta dans un cabriolet, car elle était trop malade pour marcher. Tout ce qu'on put lui découvrir comme antécédents, c'est qu'elle avait été sujette pendant quelques années à des attaques de rhumatisme. Il y a douze ans, elle avait été à Guy's Hospital pour un rhumatisme aigu, et, il y a cinq ans, elle avait gardé le lit pour une autre attaque pendant près de cinq mois. Elle a eu 8 enfants qui vivent, et dont le plus jeune a maintenant 4 ans. Elle a vécu à Woolwich plusieurs années; mais, depuis deux mois (13 juin), elle a déménagé à New-Cross; et, depuis lors, elle n'a jamais été bien portante. Elle a été souffrante pendant toute l'année, a eu des douleurs dans les coudes et dans les genoux ; ses articulations ont été parfois enflées ; mais pas assez pour l'empêcher d'aller et de venir. Sa peau a été pendant quelque temps rude et sèche, mais sans desquamation jusqu'à il y a environ deux mois ; elle est devenue alors un peu rouge et a tendu à desquamer aux plis des coudes et des aisselles.

Il y a environ un mois, ses mains sont devenues rudes et écailleuses ; elle pense que la rougeur et la rudesse de sa peau ont beaucoup augmenté une semaine avant son admission. Pendant quelque temps elle a mal dormi, et a été tellement altérée qu'elle pouvait à peine satisfaire sa soif. Elle était constipée, et avait peu d'appétit.

État lors de l'admission, le 9 août. — Elle se plaint de douleurs dans les genoux et dans les épaules lorsqu'elle veut faire des mouvements ; mais les articulations ne sont ni enflées ni sensibles à la pression. La langue est blanche au milieu avec des bords rouges : pouls 120 — T 102°5 Fahr. Ce qu'il y a de plus frappant chez elle, c'est l'état de la peau. Il y a une rougeur diffuse de la poitrine et des bras ; mais les jambes sont moins atteintes, sauf à la partie interne des cuisses, où la peau d'un rouge sombre ferait tout d'abord croire à une scarlatine. Elle est en même temps considérablement épaissie et sèche, surtout au-dessus des clavicules, et sur le thorax. Il y a une desquamation en écailles fort abondantes vers le creux poplité, les deux épaules, la partie externe des hanches, et la partie antérieure de la poitrine. La face serait indemne, s'il n'y avait une légère plaque rouge tendant à la desquamation sur la partie gauche du nez. Les mains jusqu'au bout des doigts sont rouges, sèches, et luisantes ; il y a de la desquamation aux plis articulaires des doigts. Il y a trois ou quatre pustules plates, de la grosseur d'un petit pois, sur l'extrémité inférieure du sternum. La malade est très faible, et incapable de se lever. Son cœur et ses poumons sont parfaitement sains. Elle est constipée.

11 août. — La peau est dans le même état que le 9, mais peut-être un peu moins rouge. La température du matin est de 101° Fahr., celle du soir de 102°5 Fahr., pouls 120 : langue sèche. Elle a très soif, et elle demande continuellement à boire. Elle dort très mal. L'abdomen n'est pas plus sensible. Elle se plaint encore de douleurs dans les épaules lorsqu'elle bouge.

12 août. — Aujourd'hui, la température vespérale a atteint 102°6 (son plus haut point) : l'urine contenait une trace d'albumine. On a examiné de nouveau les poumons et le cœur, et on les a trouvés en bon état.

13 août. — La desquamation est abondante ; la rougeur est décidément moindre. Perte involontaire des urines. Pouls 116, plein et mou, lèvres sèches, langue humide ; pas de mal de gorge.

14 août. — La température est encore élevée, 101° Fahr., pouls 120 ; langue sèche et brunâtre, mais aspect général meilleur. Beaucoup de délire la nuit dernière. L'abdomen n'est sensible nulle part ; il n'y a ni tympanite ni gonflement de la

rate. Grande constipation (lavement d'eau chaude, 4 grammes de sulfate de quinine toutes les six heures). La peau est moins rouge, mais toujours aussi écailleuse. Les pustules qui se trouvaient sur le sternum ont disparu. On note à ce moment un curieux aspect de la langue dont j'emprunte la description aux notes de mon collègue et ami le Dr Bruce, alors medical registrar : « sur le bord gauche, à un pouce environ de l'extré-
« mité, se voit un groupe tout particulier de productions
« blanches. Elles forment trois masses : l'une est isolée à con-
« tours circulaires ; c'est la plus petite. La seconde et la troi-
« sième sont formées chacune de la manière la plus évidente
« par la réunion de deux masses secondaires ; elles sont plus
« irrégulières. Leur couleur est d'un blanc presque pur ; elles
« sont nettement surélevées sur la surface linguale, et ont ainsi
« l'aspect de tubercules très nets de la taille d'un pois environ.
« Elles sont fermes, résistent au doigt, et ne sont pas enlevées
« par le grattage. Il n'y en a aucune autre de visible sur la mu-
« queuse buccale. Elles sont un peu douloureuses. »

16 août. — T. 101°2 Fahr.; elle paraît décidément mieux. Elle peut se tourner sur le côté ; et elle n'a pas perdu ses urines depuis hier. Elle a dormi beaucoup mieux les deux der- nières nuits. Sur la poitrine, la peau est encore d'un rouge pâle, sèche et couverte de squames. Le dos est presque indemne de desquamation, sauf au sacrum et aux fesses. On l'a mise depuis plusieurs jours sur un matelas d'eau, à cause de sa ten- dance à avoir des eschares.

19 août. — Aux jambes, la peau n'est plus que sèche et rude, épaissie et semblable à du parchemin ; la desquamation est légère au creux poplité, mais aux hanches elle atteint son maximum. Les bras et le tronc tout entier sont secs et épaissis. La desquamation persiste vers les aisselles et les épaules. La peau de la face est légèrement épaissie. La couleur de la peau est plus sombre sur la poitrine ; mais, même là, elle est beau- coup moins intense que le jour de l'admission. Température du matin 104°2 — température du soir 102° Fahr. Pendant ces trois derniers jours, une poussée de papules et de pustules s'est faite sur la partie antérieure et postérieure de l'avant-bras

gauche, sur la partie postérieure du bras, et sur le dos, au-
dessus des omoplates ; il y en a aussi quelques-unes sur le
visage. Elles commencent comme des élevûres rouges et légères
de la grosseur d'un petit pois environ ; elles peuvent ne pas
dépasser cette période, ou bien elles se convertissent en pustules plates. Il n'y en a aucune sur le bras et la main droite ;
elles ont le même caractère que celles qu'elle avait sur le sternum lors de son entrée. La dose de quinine est baissée à
2 grains, trois fois par jour ; on répète le lavement contre la
constipation, et on lave la peau chaque jour au savon et à l'eau,
puis on la graisse avec soin.

21 août. — T. 100° Fahr., Pouls 90. La langue est tout à fait
humide, mais couverte de saburres blanches. Elle a encore de la
douleur aux épaules quand elle bouge ; mais les articulations ne
sont pas enflées. Les pustules sont plus nombreuses aujourd'hui
sur le dos et sur la face, mais elles ont le même caractère. La
peau paraît d'une manière générale plus épaissie aujourd'hui,
et il y a beaucoup de rougeur et de desquamation aux plis des
coudes.

22 août. — T. 98°6 matin. 100° Fahr., le soir. On ne voit
nulle part de pustules récentes, si ce n'est sur la face.

Depuis le moment où l'on prit cette note, elle continua à s'améliorer. Les pustules séchèrent, laissant une tache rouge, sans
croûtes ; la langue commença à se nettoyer, et l'appétit revint.
La desquamation sur le sacrum se faisait en larges écailles, il
en était de même vers la racine du cou, les épaules et les avant-
bras ; et, en ces derniers points, au-dessous des écailles, on commençait à voir paraître une peau normale et lisse.

27 août. — On cessa la quinine, et on prescrivit du perchlorure de fer.

30 août. — Pouls 84, T. 99° Fahr. — La face est maintenant
presque indemne de squames. Il y a trois ou quatre papules
fort rouges sur le front et les joues, et une pustule sur le front.
La peau de la poitrine, du dos, des bras au-dessus du coude,
des deux jambes, est sèche, luisante, semblable à du parchemin, et rude au toucher. Elle est légèrement épaissie, et on y
trouve surtout sur le dos et sur la poitrine des plis et des rides

qui y forment des lignes rouges surélevées. Sur les avant-bras, il y a une desquamation considérable en lamelles papyracées de la taille d'un ongle de doigt. La peau des jambes au-dessous des genoux semble plus épaissie et plus ridée qu'auparavant, et la desquamation commence sur une grande étendue de la face dorsale des orteils et des pieds. La couleur de la peau est plus foncée aux plis des coudes. La malade est dans état prononcé de stupidité ; mais la sensibilité est conservée. La température est normale et l'appétit s'améliore.

4 septembre. — La peau des avant-bras a presque repris sa couleur naturelle. Il y a quelques écailles très minces sur les paumes des mains. La desquamation générale est si considérable que la garde-malade considère les squames qui tombent dans le lit comme une véritable incommodité. Le dos et la partie antérieure de la poitrine sont secs et ridés « comme un cuir. » La malade peut maintenant se lever dans son lit et s'asseoir sans aide, et elle est plus gaie. Il y a encore sur le front quelques pustules indolentes et quelques papules.

Depuis cette époque, on ne prit plus de notes spéciales ; je partis pour mon congé d'automne ; mais on me fit savoir qu'elle s'améliorait graduellement, quoique la desquamation continuât à être tellement abondante que l'infirmière me dit lorsque je revis le malade le 2 octobre : « Elle pela de nouveau entièrement dans les trois dernières semaines. » A cette époque cependant, elle paraissait tout à fait remise, et les notes portent que « elle mange et dort bien ; sa constipation habituelle a fait place à des fonctions régulières. La peau du corps entier est maintenant normale, a une couleur et une consistance naturelles, et tout épaississement a disparu. La chevelure tombe assez abondamment surtout au milieu du cuir chevelu. Elle a encore quelques taches à l'endroit où étaient les pustules sur l'avant-bras gauche ; mais il n'y a pas de trace de cicatrice. Depuis un mois, la malade n'a pris comme médicament qu'une préparation de fer. Elle quitta l'hôpital le même jour.

Le 14 octobre elle vint se montrer ; elle paraissait beaucoup plus grasse de figure, et mieux portante qu'à son départ. Elle se sentait encore un peu faible, et son ménage la fatiguait vite.

Elle se plaignait de crampes douloureuses dans l'épaule et le bras droit le matin, et dans les hanches de raideurs qui ne lui permettaient pas de se baisser. La peau était tout à fait normale, indemne de desquamation et d'infiltration ; mais elle perdait beaucoup de cheveux. Elle nous dit d'elle-même qu'elle ne se souvenait nullement de ce qui s'était passé pendant la première quinzaine de son séjour à l'hôpital. Elle ne revint plus que le 30 avril 1874. Elle n'avait eu alors aucune récidive, et elle paraissait bien portante. Comme elle souffrait d'une dyspepsie consécutive à l'impression que lui avait faite une tentative de suicide de son mari, on l'envoya à mon collègue le Dr Green. En mars 1875, elle m'écrivit qu'elle n'avait eu aucune récidive de sa maladie de peau depuis qu'elle m'avait vu.

Remarques. — La haute température et la gravité des symptômes généraux (langue sèche, brune, délire doux, incontinence d'urine) font tout d'abord soupçonner que l'affection cutanée n'est pas le trait principal de la maladie, mais qu'il y a quelque autre processus anormal sous-jacent, et peut-être indépendant de l'affection cutanée.... Cependant il n'y avait pas de signes nets d'une attaque de rhumatisme articulaire aigu, ni d'une fièvre typhoïde... Le cours de la maladie montra ensuite une étroite relation entre les symptômes généraux (Température, pouls, etc.) et l'hypérémie et la desquamation de la peau ; ces deux symptômes paraissant atteindre leur acmé, puis diminuer pari passu.... Les traits les plus remarquables de la maladie de Mme D. furent la fièvre concomitante, et l'extrême prostration des deux premières semaines, accompagnées d'un émoussement de l'intelligence et d'autres phénomènes nerveux... Pendant plus de sept jours consécutifs, du 7 au 16 août, les températures matinales ne tombèrent jamais au-dessous de 101° Fahr., tandis que les températures vespérales variaient de 102°2 à 102°5 Fahr. Vers le 17, la température du matin fut de 100°2 ; celle du soir de 101°2 ; le 18, il y eut une nouvelle chute, la température du matin étant de 99° et celle du soir de 100° ; et cela continua uniformément jusqu'au 24, jour où la température du soir atteignit de 99°2 à 99°5 avec une température du matin presque normale ; ceci dura jusqu'au 9 septembre, et, à partir de cette époque, on ne se servit plus de thermomètre.

Dr J. Edward SPARKS.

OBSERVATION VIII. — *Dermatite exfoliatrice généralisée ; urticaire géant, pityriasis pilaris ; complète guérison* (Cas II du mémoire d'Allan Jamieson, *Edimburgh medical Journal*, 1880, p. 881).

A. B..., âgé de 68 ans, a été actif et bien portant jusqu'à un accident qu'il a eu il y a 11 ans ; il fut alors déprimé pendant quelque temps ; puis il regagna peu à peu sa gaieté. Il est sujet à transpirer beaucoup quand il fait des efforts, et il lui est même nécessaire de changer immédiatement de linge. En 1877, pendant l'été, il eut une attaque de goutte aux deux pieds, depuis lors, il a remarqué qu'il transpirait moins, et quelque temps avant sa maladie actuelle, il a tout à fait cessé de transpirer. Il prit alors du lime-juice jusqu'au début de son affection. Ce fut là le seul changement qu'il apporta à son régime ou à son genre de vie. En décembre 1877, son scrotum devint prurigineux, se recouvrit de nombreuses écailles. Il me fut impossible de préciser si ces symptômes furent précédés d'une rougeur de la peau. La démangeaison et la desquamation s'étendirent aux bras, puis devinrent rapidement universelles. Par place, il y avait un peu d'humidité, mais ni vésicules, ni croûtes. La démangeaison était intense et ennuyeuse, la desquamation extrêmement profuse : il semblait le matin qu'on eut répandu sur son lit du duvet de coton ; on trouvait dans les draps des poignées d'écailles sèches papyracées. Bientôt les jambes s'œdématièrent ; l'urine était rare et épaisse, quoique ce symptôme se fut amélioré sous l'influence des diurétiques, de l'acétate de potasse. Sur les mains, il se forma de nombreuses fissures qui guérirent par l'usage de l'eau de goudron. A ce moment aussi on prescrivit des bains tièdes alcalins, mais ils causèrent tant de douleurs et de tension qu'il n'en prit que quatre. On eut recours aux narcotiques pour le faire dormir, mais on en fit en dernier lieu un usage plus modéré.

Je commençai à le soigner le 7 mai 1878. La première chose
qui me frappa, ce fut la couleur d'un rose brillant de toute la surface cutanée. La pression la faisait diminuer pendant un moment
puis elle revenait tout de suite. Sur les bras la peau était rouge,
douce, brillante, elle paraissait fortement tendue ; en la pinçant
on ne la sentait pas épaissie ; mais elle semblait délicate et
souple. Sur les épaules et le dos, se trouvaient de fines écailles
d'épiderme sec, semblables à des feuilles plus ou moins abondantes, et qui, lorsqu'on les enlevait, étaient aussi minces que du
papier ; elles se détachaient facilement, et laissaient au-dessous
une surface luisante, sèche, non excoriée. Les squames avaient
un bord libre légèrement recroquevillé. Aux plis inguinaux se
voyait une petite accumulation d'épiderme macéré ; la surface
de la peau y était humide. Il y avait un peu de séborrhée au
cuir chevelu, les écailles y étaient plus épaisses et plus dures.
Les oreilles avaient un aspect un peu eczémateux. La face
n'avait qu'une légère teinte rouge. Les cheveux étaient extrêmement rares ; avant la maladie ils étaient très épais, mais
dernièrement ils étaient tombés en grand nombre. Sur le pubis
il n'y avait plus de poils, et, sur le corps, ou bien ils manquaient,
ou bien ils n'existaient plus qu'à l'état de duvet très fin. Les
ongles étaient secs, décolorés, portaient des sillons longitudinaux. Les jambes et les pieds étaient œdématiés. Il n'y avait
maintenant ni prurit ni cuisson, pas de sensation douloureuse
en un mot, mais une grande sensibilité au froid, et une tendance
à frissonner facilement. T. 97° 8. Pouls 70, plein, et par moment
légèrement intermittent. Au foyer mitral, on entendait un bruit
systolique net. Le murmure respiratoire était un peu rude ; pas
de toux ni de dyspnée. Urine normale et abondante. Langue
bonne, appétit admirable, deux selles par jour. Il vivait largement, et buvait trois verres de sherry bien dilué d'eau, par jour.
Il était confiné presque absolument au lit. On le soumit à des
doses modérées de digitale, au nitrate de potasse ; on lui lotionna
le corps et on lui enveloppa les jambes avec de la flanelle.
Comme la desquamation augmentait un peu, on substitua à la
lotion l'unguentum petrolei, et on l'en frotta entièrement.
Comme on trouva qu'il réussissait, on en continua l'application.

20 Mai. — L'œdème ayant diminué, on peut maintenant sentir en certains points en passant la main sur la peau un état lardacé tout particulier qui comprend à la fois la peau et les tissus sous-cutanés jusqu'au fascia des muscles. Il est surtout marqué au-dessous de la cuisse vers le biceps. La peau y paraît dense et dure, et on ne peut que difficilement la pincer. On le trouve surtout à gauche, mais aussi sur les autres parties du corps.

Le 24 mai. — On note qu'une induration lardacée spéciale, de la grandeur d'une couronne, s'est formée vers le milieu de la colonne dorsale dans un endroit où rien de semblable n'existait auparavant. Après une durée de 10 jours, elle disparaît lentement. On diminua la dose de digitale, et on ajouta un peu de perchlorure de fer.

1er Juillet. — Il n'y a maintenant de squames nulle part, si ce n'est sur le cuir chevelu. Pendant quelque temps, les jambes ont été massées chaque jour un quart d'heure par un masseur de profession, ce qui a diminué l'œdème, et jusqu'à un certain point l'induration lardacée de la peau. L'abdomen et le dos sont encore plus rouges qu'ils ne devraient l'être. Dernièrement il y a eu une tendance à la diarrhée et une légère démangeaison de la peau qui a été très améliorée par une lotion phéniquée. Comme la rougeur et la desquamation diminuaient, est survenu le pityriasis pilaris, ainsi que Tilbury Fox l'a décrit. Çà et là, autour des poils, là où ils persistaient encore, il y avait une accumulation d'écailles épidermiques qui s'accompagnait de quelques démangeaisons. Cet état ne se produisit que dans une très petite étendue, peut-être à cause de la disparition presque totale des poils, ceux mêmes de la barbe et de la moustache étant fins, grêles et clairsemés. Deux mois après, l'œdème avait presque disparu, la peau avait presque repris sa couleur normale et son état naturel ; le prurit n'était plus un des symptômes dominants. Un peu d'infiltration vers le coccyx et une fissure douloureuse en ce point étaient les derniers vestiges de la maladie. Ils disparurent enfin, et la santé continua à être excellente.

OBSERVATION IX. — *Universal acute squamous inflamma-*
tion of the dermis, or pityriasis rubra acuta of Devergie, by
Dr J. M'Ghie (*Glasgow medical Journal*, 1858, page 421) —
Dr Gairdner (*Société Pathologique et clinique de Glasgow*
mardi, 11 février 1875).

J. M'C... âgé de 24 ans, ouvrier dans une fonderie, fut admis
à la salle 7, le 9 septembre 1857. Il y a environ cinq semaines,
une petite tumeur dure apparut au pli du coude. On appliqua
des cataplasmes ; elle s'ouvrit en laissant s'écouler une sérosité
peu épaisse, sanguinolente, et donna lieu à un petit ulcère
qui communiquait avec une cavité de deux pouces de long.
Après son admission, la peau devint au pli du coude et au
poignet d'une sombre couleur rouge. Elle se couvrit de vésicules qui crevèrent, donnant lieu à l'écoulement d'un peu de
sérosité. Les parties étaient chaudes prurigineuses, et il y avait
beaucoup de suintement. Une quinzaine après, il éprouva une
sensation intense de chaleur vers le côté gauche, et la partie
latérale de la poitrine prit une couleur rouge sombre. Puis,
apparurent de petites écailles qui tombèrent promptement,
mais il y eut peu d'exsudation liquide. La rougeur s'étendit peu
à peu, et, en moins d'une semaine depuis sa première apparition,
elle recouvrit tout le corps ; elle s'accompagnait de la formation et de la chute de squames comme sur le côté. A cette
période, il y avait une grande chaleur de la peau, beaucoup de
douleur au mouvement, mais peu ou point de démangeaisons.

23 Octobre. — Il y a maintenant trois semaines que tout le
corps est couvert d'écailles ; la chaleur de la peau a quelque
peu diminué ; mais les écailles sont beaucoup plus larges,
quelques-unes ont plusieurs pouces de diamètre, surtout sur
les membres et sur le tronc ; quand on les enlève on ne cause
aucune douleur à moins qu'elles n'adhèrent à un poil. A un
examen superficiel, on dirait qu'il y a des vésicules vers les
pieds et vers les chevilles, mais en regardant avec une loupe
on voit que ces taches blanches ne sont qu'un commencement

de séparation des squames épidermiques, et il n'y a que peu ou point de liquide au dessous d'elles. Jamais il n'a pris de mercure. L'état général est touché, le pouls est rapide ; la langue rouge, sèche, fissurée, anorexie, etc...

Traitement. — Acétate de potasse, solution de Fowler, bichlorure de mercure, iodure de potassium, teinture de cantharides. Bains chauds.

21 novembre. — Il y a maintenant sept semaines que le corps tout entier est pris, et la maladie diminue rapidement d'intensité sous l'influenre de l'acide nitro-muriatique et des bains chauds pendant la nuit. Les bras et le visage sont presque bien ; la partie antérieure de la poitrine est très améliorée ; le dos est mieux ; mais le cuir chevelu et les jambes sont encore affectés comme avant, et les squames y sont presque aussi nombreuses.

15 Décembre. — Il est maintenant à peu près bien.

Remarques. — Il ne peut y avoir aucun doute, quelque soit le nom technique que l'on donne à ce cas, que ce ne soit une inflammation aiguë squameuse généralisée du derme. La première éruption locale qu'il y eut sur le bras, parait avoir été de nature érysipélateuse ou eczémateuse ; elle disparut rapidement. La plus sérieuse affection débuta sur la partie latérale du corps et du thorax et couvrit bientôt toute la surface cutanée sans laisser une place que l'on put regarder comme saine. Les symptômes qui nous ont amené à le classer dans le pityriasis rubra de Devergie sont les suivants : 1° L'invasion de toute la surface cutanée ; 2° La courte durée de la période d'extension ; 3° La rougeur universelle de la peau ; 4° L'apparition de squames sur cette surface rouge sans vésicules, leur séparation facile et leur reproduction rapide ; 5° Une exsudation qui lui est particulière, et qu'on voit humecter le derme lorsqu'on a enlevé les écailles épidermiques; 6" L'absence de prurit comme symptôme constant ; 7° Le caractère des squames : ce ̃ut des lamelles épidermiques incontestables, et non des su̟ ̃̃s ou des exsudations concrétées. Elles s'en vont facilecroûte, ̃ ̃ frottement des draps de lit, et peuvent être rapidement par le ̃ ̃ ̃vec la main. Elles ont des aspects variés suivant ment enlevées ».

les différentes régions du corps. Sur le cuir chevelu, elles sont abondantes et petites ; elles donnent à la face un aspect blanc ; sur les parties antérieures et postérieures du tronc, sur les extrémités supérieures, elles sont beaucoup plus larges, et sur les extrémités inférieures elles consistent en fort grandes lamelles, parfois de plusieurs pouces de long, et d'une forme irrégulièr e. Malgré leurs dimensions, elles peuvent se détacher facilement et sans douleur. Elles tombaient en grande quantité dans le bain et se reproduisaient pendant la nuit en aussi grande abon- dance qu'avant.

J. M'G_{HIE} (1858).

Le 11 février 1875, M. le Dr Gairdner présenta à la Société pa- thologique et clinique de Glasgow un malade qui avait été guéri récemment d'une attaque de pityriasis rubra aigu de Devergie pour laquelle il avait été traité à l'infirmerie Royale. Le cas avait un certain intérêt historique, car il avait été décrit au début de l'affection par feu le D^r M'Ghie dans le *Glasgow Medi- cal Journal* de 1858. Pendant près de 17 ans, le malade a été à plusieurs reprises en observation pour de nombreuses récidives de la maladie, séparées l'une de l'autre par des années pendant lesquelles il dit avoir joui d'une assez bonne santé. Chaque poussée dure régulièrement quelques mois, et consiste en de nombreuses desquamations successives de l'épiderme sur la surface entière du corps. Les poussées ont été en diminuant d'intensité, et, quoiqu'il soit émacié, il n'est en aucune façon dans un mauvais état de santé. Chez cet homme les ongles ont toujours été dans les dernières années très courbés, quoique sans beaucoup d'épaississement du bout des doigts si même il y en a eu. Dans la dernière invasion du pityriasis qui com- mença dans les premiers jours d'octobre 1874, on nota avec soin la température chaque jour matin et soir pendant près de deux mois à partir du 3 octobre. La température maximum fut atteinte le 5 octobre, 103°8 Fahr.; pendant quelques jours après le début, les températures furent plus souvent au-dessus qu'au- dessous de 100° Fahr; ce ne fut que le 8 octobre que l'on trouva es températures normales. Dans la suite, quoique la fièvre fût légère, elle devenait encore de temps en temps apparente, comme le 17 octobre, où l'on nota 101°2 le matin et 100° le soir, et le 26 et le 28 octobre où elle atteignit un nouveau maximum de 102°6, avec des températures de 101°8 et de 100° les jours voisins. En général, les températures matinales étaient normales, ou même au-dessous de la normale, sauf aux périodes ci-dessus mentionnées ; mais les températures vespérales présentaient souvent une élévation notable, quoiqu'elles n'atteignissent pas des limites incompatibles avec la santé. A la fin de novembre, on nota de nouveau, en même temps qu'une nouvelle poussée desquamative, des températures de 101°4, 100°8, 100°6. L'effet de toutes ces perturbations constitutionnelles se faisait voir sur les ongles, qui n'étaient pas seulement très courbés, mais qui présentaient un sillon transversal profond et fort évident, correspondant à l'époque où il avait eu la première période fébrile ; la portion de l'ongle qui émergeait à cette époque était comparativemt molle et mince ; puis elle était suivie d'une portion plus naturelle ; celle-ci, à un certain intervalle, d'un autre sillon. Il est assez remarquable que les ongles ne soient tombés qu'une seule fois, lors de la première attaque, qui fut la plus forte. A cette époque, les cheveux tombèrent aussi en grande quantité, mais à peine dans les autres ; actuellement quoiqu'elle soit sèche, pityriasique et un peu grise, la chevelure est abondante sur toute la tête.

Cas nets de Maladie d'Erasmus Wilson
avec dermatose antérieure.

OBSERVATION X.— *Dermatite exfoliatrice. Erasmus Wilson.*
(*Lecture on eczema* 1870, citée par M. le Dr Percheron, page 41).

Le malade, âgé de 28 ans, employé dans une brasserie, avait une santé moyenne. Il fut pris en mai 1869 d'un eczéma érythémateux qui se développa en petits placards circonscrits sur ses membres, les inférieurs en particulier. L'éruption desquama et continua sans aucune modification jusqu'en octobre. A cette dernière date, il sortit avec sa femme dans l'après-midi. Le temps était humide, et ses vêtements furent traversés ; il s'arrêta pendant une heure sous un porche, attendant une voiture, et, lorsqu'il arriva chez lui, il fut pris de nausées ; il sortit dans son jardin pour se soulager en vomissant, mais il ne put y parvenir, et fut pris de sueurs profuses. Pendant qu'il était dans le jardin, il fut pris d'un frissonnement dont il ne put se débarrasser durant toute la soirée, et, depuis lors, il est resté extrêmement sensible au froid. Le matin suivant, on s'aperçut que sa peau était couverte d'un exanthème rouge, brillant et ponctué, qui les deux jours suivants s'étendit sur toute la surface du corps. Néanmoins l'éruption ne s'accompagna pas de fièvre, et ne le fit pas rester chez lui. L'inflammation de la peau avec grande rougeur et chaleur excessive dura une semaine environ sans rupture de la surface. Mais, après ce temps, l'épiderme commença à craquer et à s'exfolier, et continua à le faire jusqu'à présent, c'est-à-dire six semaines après le début.

Le 20 novembre je vis le malade avec le Dr Locke. Son visage présentait le caractère habituel et remarquable de cette forme foliacée de dermatite, une teinte rouge sombre, avec tension et contraction de la peau, et une « *expansion* » inaccoutumée des paupières qui donnait à sa physionomie une expression d'étonnement. Ajoutez à cela les bords blancs de nombreux

27

lambeaux d'épiderme en partie séparés qui marquaient le front et la face comme s'ils avaient été tatoués ; les oreilles aussi étaient d'un rouge foncé, elles semblaient avoir été grillées ; et il y avait des croûtes brunes à la racine du lobule et en plusieurs points de l'hélix, produites par le suintement de sang qu'occasionnait son habitude de tirer sur les squames.

De la tête aux pieds, même caractère, quoiqu'à un plus haut degré. La peau présentait partout l'apparence de la rudesse et de la contraction. Elle était d'un rouge vif, couverte de lambeaux et de squames épidermiques ; elle était chaude et desséchée, et exhalait une odeur désagréable de valériane, tandis que le drap de dessous était couvert de squames et d'écailles semblables. L'exfoliation de l'épiderme était toutefois surtout remarquable sur le dos, qui était couvert de petits lambeaux semblables à de la gaze, disposés transversalement en rangées situées à peu de distance les unes des autres. Le derme semblait plus mince que d'ordinaire, et les plis de flexion étaient fortement marqués ; les seules parties de la peau qui eussent échappé à la dermatite généralisée, et cela partiellement, étaient la plante des pieds et la paume des mains ; ces dernières étaient humides de sueur. Mais, plus tard, l'épiderme de la paume des mains fut soulevé par de nombreuses pustules ; il devint dur et raide, et finit par s'exfolier, ce que firent aussi les plantes des pieds.

Les symptômes qui accompagnaient cet état étaient un sentiment de chaleur brûlante avec des frissons passagers accidentels, sensibilité et raideur. Le malade avait de la difficulté à ouvrir la bouche quand on lui disait de sortir la langue, et il redoutait les mouvements par crainte de faire rompre sa peau. Il n'y avait aucune démangeaison, et il n'y en avait pas eu depuis le début. D'ailleurs son appétit était bon, les fonctions digestives s'accomplissaient à peu près comme dans l'état de santé ; la langue était nette ; un peu de constipation ; l'urine normale en apparence, et quelque peu rare ; il remarquait qu'il avait soif, et buvait une grande quantité d'eau. Il dormait bien, et le seul symptôme important d'un désordre dans la santé qu'on pût découvrir était un pouls nerveux entre 105 et 110.

L'éruption différait de l'eczéma ordinaire par l'absence totale d'exsudation humide, bien que la peau fût condensée par l'infiltration, et spécialement par l'absence de démangeaisons. On ne rencontre pas non plus dans l'eczéma la production et l'exfoliation rapides de l'épiderme, qui sont si caractéristiques de cette forme de maladie.

Dans une visite subséquente à notre malade, neuf semaines après le début de l'attaque, j'appris qu'il était resté à son ouvrage cinq semaines avant de prendre le lit, et qu'il y fut contraint par un furoncle douloureux au voisinage de l'anus. Avec la douleur et la gêne du furoncle, la dermatite était devenue plus pénible, et le malade dut dès lors garder le lit un mois, bien que le furoncle eût été guéri en une semaine. Il avait été sujet aux furoncles à l'âge de 15 ans ; puis, cette prédisposition avait cessé ; mais à présent il avait plusieurs petits furoncles à l'occiput, produits sans doute par la chaleur de l'oreiller. Depuis ma dernière visite son état s'était bien amélioré : peu de jours auparavant, il avait essayé de se lever, mais sa peau était encore raide et douloureuse et avait de la tendance à former des fissures surtout au niveau des jointures ; et la sensation de fissure dont nous avons déjà parlé était très désagréable. Le pouls est maintenant à 80, la langue nette, douce et humide, l'appétit bon, les selles régulières grâce à l'emploi d'eau de Sedlitz, et l'urine naturelle. Les squames ont disparu du crâne ; elles ont perdu leur disposition linéaire à la face ; sur le reste du corps, elles sont plus minces et moins abondantes. Cependant la disposition en armure des lames linéaires est plus frappante. Le malade dit que sa peau est côtelée (*Ribbed*) par les bandes blanches d'épiderme qui s'exfolient ; ces lames sont transversales sur les bras, longitudinales sur la face externe des cuisses. En ce dernier point, les écailles ou pour mieux dire les volants (*Frills*) ont plusieurs pouces de long, sur un demi-pouce de large environ, et sont situés à peu près à un pouce de distance, tandis que sur la paume des mains et la plante des pieds l'épiderme desquame en larges lamelles. Le derme est plus pâle, formé de petites rides ; il est évidemment moins infiltré, moins induré, moins chaud ; il n'y a aucune exsudation d'humidité sur aucun point du corps, pas de transpiration.

Le traitement consista dans l'administration d'un mélange de sulfate de magnésie et de sulfate de quinine, et en onctions avec l'onguent à l'oxyde de zinc benzoïné en combinaison avec l'acide phénique et l'huile de Carron additionnée d'acide phénique.

Le 6 janvier 1870, trois mois après le commencement de l'attaque, le malade racontait qu'il avait repris depuis trois semaines son ouvrage, qu'il avait complètement recouvré sa force accoutumée, qu'il n'avait plus cette sensation désagréable de frissonnement ; l'exfoliation sur toute la surface de la peau avait cessé. Il persistait cependant un reste de desquamation sur le crâne et autour des orifices de la face, yeux, nez et bouche, sur ces points il y avait aussi une certaine rougeur anormale. Les écailles sur le crâne avaient une forme circulaire, un bord décollé blanc. La peau de la paume des mains s'était complètement exfoliée. Les ongles de tous les doigts étaient détachés à leur racine, blanchâtres et en voie de séparation.

OBSERVATION XI.—*Pityriasis capitis; Erythema papulatum. — Invasion secondaire de dermatite exfoliatrice généralisée; Guérison.*(Cas 3 du mémoire de Buchanan Baxter. —*British medical Journal,*Juillet 1879.)

S. G..., âgée de 28 ans, se présenta à Blackfriars le 24 mai 1877. Pendant les deux dernières années, elle avait eu de temps en temps de petites bosses rouges sur les bras et sur la face. Lorsqu'elle se présenta, elle avait un peu de desquamation derrière les oreilles et sur le cuir chevelu; et une poussée d'érythème papuleux sur la face dorsale des mains et des deux avant-bras. Jusqu'au 5 juillet, il n'y eut aucune modification ; puis des plaques d'érythème apparurent sur la face, le-cou, la poitrine, les jambes, les pieds et les bras. Elles disparurent graduellement, et elle pensait mieux aller, quand, le 26 juillet, les pieds et les jambes gonflèrent, et prirent une couleur rouge vif (semblable à celle de l'érysipèle) : il y avait beaucoup de fourmillements douloureux. La surface rougie était lisse, et tout-à-fait sèche.

Je la vis le 30 Juillet, et je pris la note suivante : « La face et le cou sont d'une teinte rouge uniforme, la peau n'est ni raide, ni infiltrée ; légère desquamation furfuracée. Chevelure très clairsemée ; elle a été très souvent peignée depuis plusieurs mois ; pityriasis du cuir chevelu. Elle a perdu presque tous les cils et les sourcils. Sur tout le tronc, la peau est rougie, mais non infiltrée ; sur le dos, la couleur rouge n'est pas uniforme, mais a un aspect un peu bigarré. L'exfoliation est générale ; les lamelles épidermiques sont larges, mais excessivement minces ; elles se renouvellent aussi vite qu'elles tombent. Les bras et les mains ont une couleur rose, un peu bigarrée çà et là, et une exfoliation abondante de petites écailles pityriasiques. Sur les paumes, l'épiderme est épais, s'en va en larges lambeaux ; la peau y est d'un rouge plus sombre. Les extrémités inférieures, dont la couleur a diminué d'intensité, ressemblent aux supérieures ; les jambes et les pieds sont œdématiés et un peu sensibles. Sur les cuisses, l'épiderme s'en va en squames larges et très minces ; sur les pieds, les lamelles sont dures et cohérentes ; sur l'un d'eux, il semble que toute l'enveloppe épidermique peut être enlevée d'une seule pièce comme un bas.

« Les ongles paraissaient sains, mais le tiers qui est situé vers la matrice est plus mou que d'habitude. L'éruption est partout tout-à-fait sèche ; il n'y a ni craquelures, ni suintement dans les plis articulaires. Il est intéressant de noter qu'elle continue à transpirer très abondamment, ce qu'elle a toujours fait à une haute température ; et l'éruption généralisée dont elle est maintenant atteinte, ne parait avoir entravé en aucune façon l'activité de ses glandes sudoripares. Depuis que la peau est devenue rouge, elle a beaucoup souffert de cuissons et de prurit qui l'empêchent de dormir la nuit : nulle part on ne trouve de traces de grattage. La gorge est un peu douloureuse, les piliers sont un peu injectés, et les gencives çà et là sont parsemées de taches blanches. On les enlève facilement, et elles laissent au-dessous la muqueuse un peu rude, comme du verre pilé, mais sans altération. L'examen microscopique montre que cette matière blanche consiste en une aggrégation et un feutrage de baccilli longs et grêles qui circonscrivent des espaces cellulaires remplis d'une matière contenant d'innombrables particules sphéroïdales (micrococci ?) sur lesquelles la solution de potasse n'a aucune action. La malade est très touchée ; elle a perdu l'appétit, et est devenue très maigre pendant la dernière quinzaine. L'urine claire et pâle ne contient ni sucre ni albumine. »

Le 10 août, la peau a presque repris sa teinte ordinaire. La desquamation furfuracée est encore profuse et universelle ; à la paume des mains et à la plante des pieds, l'épiderme s'en va en larges lamelles épaisses. Les cheveux tombent, l'appétit s'améliore.

Pendant le mois de septembre, elle est clouée au lit par une attaque de rhumatisme articulaire aigu, et il lui est impossible d'aller à l'hôpital. Elle me dit avoir été malade de rhumatisme aigu à 12 ans.

Le 1er novembre, je la vis de nouveau ; à l'exception d'une teinte rosée irrégulière de la face, la peau était partout saine : il n'y avait pas là de desquamation. Les cheveux tombaient encore ; mais une chevelure nouvelle commençait à pousser. Quelques ongles étaient tombés ; les autres étaient mous, raboteux et fibreux à leurs bases.

Dans le cas précédent, les sueurs très profuses, et la perte rapide d'embonpoint et de force durant le processus d'exfoliation sont dignes d'être notées.

Buchanan Baxter.

Cas discutable de Maladie d'Erasmus Wilson
pouvant faire croire
à une forme chronique de l'affection.

OBSERVATION XII. — *Pityriasis rubra*. L. A. Duhring (*Philadelphia medical Times*, 17 January 1880, p. 181 (Résumée).

Le malade est un ouvrier âgé de 56 ans, qui s'est bien porté jusqu'au début de la maladie actuelle. Il n'a pas d'antécédents héréditaires, et jamais il n'a eu d'affection cutanée avant celle-ci. Il y a deux ans, ses oreilles devinrent prurigineuses et desquamèrent ; puis cette éruption gagna le cuir chevelu et le dos, en devenant de plus en plus gênante. Il y a un an et demi, vers le commencement du printemps, les symptômes augmentèrent, et, à la fin de l'été, toute la surface du corps était envahie. Pendant l'hiver, ils s'aggravèrent encore, et les cheveux, puis les ongles tombèrent. L'éruption atteignit son maximum vers le commencement du printemps dernier. La peau était épaissie, rouge et écailleuse ; le prurit était intolérable, et l'état du malade était pitoyable.

C'est à cette époque (10 avril 1879) qu'il entre à l'hôpital. Il paraît vieux, faible et usé, quoiqu'il dise qu'il n'a pas beaucoup maigri depuis le début de sa maladie. Il est impossible de découvrir une place saine sur sa peau ; elle est malade de la tête aux pieds, d'une couleur rouge sombre, uniforme, un peu infiltrée, et partout couverte d'écailles épidermiques en desquamation, minces, blanchâtres ou grisâtres, et qui sont constamment en train de se détacher à leurs extrémités ; elles sont recroquevillées, et tombent en telle quantité qu'on en recueillit plus de deux poignées en 24 heures. Ce sont des lamelles papyracées, de la grandeur d'un pois à celle d'un ongle de doigt ou d'un quarter-dollar. Sur les paumes des mains, la peau est plus épaisse, mais desquame moins. Il y a des fissures aux plis arti-

culaires des doigts qui sont recourbés en griffe. La peau de la
plante des pieds est écailleuse, mais peu infiltrée. Les yeux
sont injectés et larmoyants, les paupières rouges et sans cils.
Nulle part de suintement et d'exsudation, et il n'y en a jamais
eu depuis le début d'après le malade. Les cheveux qui sont gris,
sont secs, rudes, et très clairsemés. Ils sont récemment tombés en abondance. Les ongles des doigts et des orteils sont décidément malades, mous, volumineux, fort épaissis, rudes et
raboteux sur la face dorsale, et d'une couleur opaque jaunâtre.
Ce sont ceux qui ont remplacé ceux qui sont tombés il y a
quelques mois. Le malade se plaint de frissons constants, et est
même affecté par les variations atmosphériques. Il souffre surtout de cuisson, car le prurit n'est pas assez considérable pour
qu'il se gratte. Son appétit est « *voracious* ». Dans le but d'a-
paiser l'état inflammatoire de la peau, il s'était surtout nourri
pendant plusieurs mois de pain et de thé. Il est constipé.
Urines normales. Température vespérale 99°4 Fahr.

A son entrée, il fut mis à un régime plus nourrissant ; on lui
prescrivit chaque jour des bains chauds suivis d'onctions, et, à
l'intérieur, une préparation diurétique contenant de l'acétate de
potasse. Il y eut d'abord un peu d'amélioration, puis il sembla
qu'on n'exerçait ainsi aucune influence sur la marche de l'affection.
On essaya d'ailleurs tour à tour sans plus de succès la strychnine, l'arsenic, le fer, la liqueur de potasse, l'acide nitrique, des
bains chauds et des onctions de cosmoline, d'acide carbolique,
des diverses formes de goudrons ; enfin récemment on a employé l'huile de foie de morue à l'intérieur et à l'extérieur.

Pendant ces six derniers mois, il n'y a eu aucun changement
marqué, quoique de temps en temps il y ait eu de légères fluc-
tuations dans l'état du malade. La principale modification a porté
sur le caractère de la desquamation. Son abondance a toujours
été considérable : chaque matin on peut encore maintenant re-
cueillir dans son lit deux poignées d'écailles minces, papyracées,
à bouts recourbés, et le plus souvent petites. Actuellement on
ne voit pas cette desquamation parce qu'on vient de lui faire une
onction ; mais, dès qu'on cesse de lui en faire, les squames se
reforment en grande abondance. La peau est d'une teinte vio-

lacée avec quelques variations à peine suivant les diverses régions. Quant aux sensations subjectives, elles sont difficiles à constater, car le malade est stupide et paraît être presque dans un état d'hébétude. L'infirmière nous dit cependant qu'il a de temps en temps des poussées de démangeaisons, tandis que les cuissons plus ou moins vives sont un symptôme presque constant. La santé générale paraît s'améliorer lentement. Il ne pesait que 102 livres à son entrée ; il en pèse maintenant 121.

Cas probables mais un peu douteux
de maladie d'Erasmus Wilson.

OBSERVATION XIII. — *Dermatite exfoliatrice généralisée ou Pityriasis rubra*, J. Hawtrey Benson et Walter G. Smith. — Dublin, quarterly *Journal of medical science* : may 1870.

T. F..., âgé de 40 ans, journalier, employé à des travaux chimiques, entra le 4 octobre 1869 à The Adelaïde Hospital Dispensary. Six semaines auparavant, sans aucun symptôme prémonitoire, il remarqua sur le tronc et sur l'abdomen une éruption de petites taches rouges qui s'étendit rapidement sur tout le corps. Les taches devinrent bientôt confluentes, formant une surface rouge continue. Cette disposition fut suivie en peu de jours d'une exfoliation générale de l'épiderme en larges écailles blanchâtres qui étaient en moyenne de la grandeur d'une pièce de three penny ou de celle d'une pièce de un shilling. La surface entière du corps, de la tête aux pieds, était d'une couleur rouge sombre qui disparaissait partiellement par la pression, en laissant une teinte jaunâtre.

Sur ce fond, on voyait les écailles épidermiques disposées en rangées parallèles aux lignes de flexion. Elles étaient larges, brillantes, très minces, comme du papier d'argent, fort abondantes, et faciles à détacher. Une de leurs extrémités, l'inférieure généralement, était libre, et flottait élevée d'une ligne ou deux au-dessus du niveau du derme sous-jacent, tandis que l'autre extrémité adhérait à la peau rouge sombre. Il éprouvait une sensation de sécheresse et de brûlure ; et il redoutait de plier ses articulations de peur de faire craquer les téguments, disait-il. L'épiderme épais de la peau des mains desquamait largement. Il n'y avait qu'une légère infiltration du derme, pas d'exsudation considérable ni dans son intérieur, ni à sa surface. Il n'y avait du prurit que pendant la nuit, et même alors il n'était pas considérable. Le malade n'éprouvait aucune autre mauvaise sensation, si ce n'est un peu d'engourdissement à la partie inférieure de l'abdomen. Les conjonctives étaient légèrement injectées. Pas d'accidents vénériens ; bonne santé antérieure. Depuis le début de l'éruption, il avait un peu maigri, et était devenu si faible qu'il était obligé de garder presque continuellement le lit ; il grelottait constamment et était très susceptible au froid. Le pouls était au-dessus de 100, dépressible ; il se plaignait de palpitations nocturnes. Son appétit n'était pas atteint. On lui ordonna un grain de quinine quatre fois par jour.

Le 7, il n'était pas mieux, aussi le fit-on entrer dans le service du Dr Hawtrey Benson in the city of Dublin Hospital. Après quelques jours de repos au lit, le pouls était tombé à 70, et la température axillaire variait entre 99°2 et 99°6. La langue était anormalement rouge, surtout aux bords et à l'extrémité. Elle était couverte en partie d'une couche de saburres blanches et peu épaisses, qui manquaient par places d'une façon irrégulière, en découvrant la muqueuse d'un rouge brillant. Fonctions régulières ; urine acide, peu abondante, colorée, beaucoup de phosphates, ni albumine, ni sucre.

Les écailles épidermiques tombaient en grande quantité, et se reproduisaient avec une rapidité tout-à-fait remarquable. Le bain qu'il prenait chaque après-midi en enlevait beaucoup, et cependant le matin suivant les squames qui se trouvaient dans sa chemise et dans ses draps auraient au moins rempli un verre de 4 à 6 onces. Les ongles des doigts et des orteils n'étaient pas du tout affectés. Nulle part de rhagades. Une semaine environ après son admission, il eut dans chaque aisselle deux abcès superficiels dont il guérit rapidement.

On lui prescrivit chaque jour des bains chauds alcalins et des onguents émollients. Ceux-ci lui convenaient fort ; et il continua ce traitement jusqu'à la fin. A l'intérieur, nous employâmes successivement la quinine, le fer, les acides minéraux, la strychnine et la belladone, mais sans modifier en rien la maladie. Au contraire la faiblesse augmentait continuellement. Désappointé de ne trouver aucune amélioration après un trai-

tement de 15 jours environ, le malade demanda son exeat.
Cependant, après être resté une semaine chez lui au milieu de
privations et de saletés, il se présenta de nouveau à l'hôpital
beaucoup plus mal qu'à sa sortie. Pendant qu'il était dehors,
l'épiderme épais de la plante des pieds desquama en larges
plaques semblables à des sandales. Nous le soumîmes alors
immédiatement à l'arsenic, employant alternativement la
liqueur de Fowler et celle de Valangin.

En peu de jours, les squames devinrent moins nombreuses
et plus petites. Bientôt la peau sous-jacente perdit graduellement sa rougeur intense, la santé générale s'améliora, et, en
moins d'un mois depuis sa réadmission, c'est-à-dire au bout de
sept semaines de traitement et de treize semaines de maladie,
presque toute trace de desquamation avait disparu sauf vers la
tête, et la peau avait tout-à-fait repris sa couleur normale et sa
souplesse. Çà et là, sur le tronc, on voyait quelques plaques
rouge-brun de pigment non modifiées par la pression, irrégulièrement ovalaires, et de la grandeur d'une pièce de six penny
environ. Ces plaques furent plus longtemps recouvertes de
squames que la peau avoisinante.

J. Hawtrey Benson et Walter G. Smith.

Remarques. C'est évidemment là une maladie de Wilson ;
nous dirions même une maladie de Wilson type comme marche,
mais une lacune fort regrettable fait que nous n'avons pu la
classer dans notre premier groupe ; les auteurs ont en effet
totalement oublié de mentionner l'état des phanères. Ils se sont
contentés de dire le jour de l'entrée que les ongles étaient sains ;
ceci ne prouve rien, puisque les ongles dans certains cas restent
d'abord indemnes, et ne sont atteints que dans les dernières
périodes. Il était nécessaire de suivre le malade, et surtout de
noter l'état des cheveux et des poils.

OBSERVATION XIV. — *Dermatite exfoliatrice généralisée à marche rapide, fièvre ; mort précédée d'albuminurie, d'œdème des poumons et de diarrhée.* (Cas I du mémoire du Dr Buchanan Baxter, juillet 1879, *British Medical Journal*.)

Agnès B..., âgée de 6 ans, fut admise à King's college Hospital dans le service du Dr Playfair le 17 avril 1877.

Histoire de la maladie (d'après les notes de M. R. Clarke.)

Elle avait eu une bonne santé antérieure : jamais de scarlatine ni de rougeole. Il n'y avait dans sa famille aucune tendance aux maladies de la peau. Depuis douze mois, elle souffrait aux pieds d'engelures qui n'avaient jamais complètement guéri. Cinq semaines avant l'admission, on remarqua que la peau autour de la bouche était *crouteuse :* quinze jours plus tard, après un refroidissement, sa figure devint pâle et enflée et commença à desquamer. En quatre jours, la desquamation eut envahi tout le tronc et les membres. Depuis lors, elle fut très impressionnable, se plaignant alternativement d'une sensation de chaud ou de froid.

Lors de l'admission, c'était une enfant bien nourrie. La peau sur tout le corps était d'une couleur rouge foncé, raide, et desquamait en larges lamelles. Aux aisselles, elle commençait à se crevasser et à suinter. Les ongles et les poils n'étaient point atteints. L'urine fut examinée à plusieurs reprises : elle était claire et ne contenait ni sang ni albumine ; sa pesanteur spécifique était de 1030 environ. L'appétit était excellent, parfois « *voracious* »; fonctions régulières, température normale.

Je la vis pour la première fois le 18 mai, et je pris la note suivante sur son état : « La peau sur tout le corps est d'un rouge uniforme, presque d'une couleur cuivrée. Elle est partout infiltrée et épaissie. Elle ne peut, à cause de sa rigidité, se mouvoir sur les parties sous-jacentes, quoiqu'elles ne lui soient nulle part adhérentes. C'est surtout à la face et aux articulations qu'elle est tendue et collée sur les parties profondes, ce qui gêne beaucoup les mouvements. Le cuir chevelu est couvert d'une chevelure coupée très court, et les cheveux sont agglutinés ensemble par un exsudat desséché mêlé à d'abondantes écailles argentées. Le visage est sans mouvement et sans expression ; sa peau ressemble comme consistance à de la couenne. Les paupières sont tout à fait rigides, et les yeux grand ouverts ; lorsqu'on lui demande de les fermer, elle roule les prunelles sous les paupières supérieures sans mouvoir les paupières elles-mêmes. Celles-ci sont très renversées ; les conjonctives uniformément et profondément injectées, et çà et là recouvertes de pus. Pas de chémosis ; dans chaque œil, il y a un ulcère linéaire de la cornée qui se forme et s'accroit à la partie inférieure. Les oreilles sont aussi rigides que si elles étaient en carton épais. Les lèvres seules gardent un léger degré de mobilité et paraissent douces aux doigts. La muqueuse est normale ; la langue peut être tirée avec facilité, elle n'est pas chargée. Toute la face et le cou desquament en larges lamelles blanchâtres. Derrière les oreilles, la peau est un peu craquelée et humide, partout ailleurs elle est parfaitement sèche. Le tronc et les membres sont dans le même état que la face. De larges squames papyracées se séparent continuellement de la peau infiltrée et s'accumulent dans le lit.

Çà et là sur la poitrine et sur le ventre, les mouvements respiratoires ont fait éclater la couche la plus superficielle de la peau, et les fissures contiennent un peu de sang desséché. Dans l'aisselle et dans les autres plis articulaires, les gerçures suintent un peu. Toutes les articulations sont raides. Les pieds et les mains sont uniformément rouges, écailleux, gonflés ; il est impossible de les mouvoir. Les ongles des doigts et des orteils sont dans un état tout particulier : leur moitié terminale est normale comme texture et recourbée en griffe, la moitié qui est située vers la racine d'autre part, est fibreuse, rugueuse et malade. Le corps exhale une odeur morbide particulière. Malgré son état lamentable, et quoiqu'elle ne puisse mouvoir aucune partie de son corps, l'enfant ne parait pas trop souffrir. Son appétit est très bon. P. 140, R. 30 T. 99°5 Fahr.

Depuis, son état s'aggrava progressivement.

Le 5 juin, la veille de sa mort, on prit la note suivante : « Pendant les derniers jours, l'émaciation a été rapide : l'urine contient maintenant de l'albumine. On entend dans toute l'étendue des deux poumons des râles crépitants. Les mouvements respiratoires (76 par minute) sont entièrement diaphragmatiques. Elle va plusieurs fois par jour à la garde-robe, et les selles sont très liquides. Elle souffre beaucoup de la soif et ne prend que du lait ; on le lui introduit dans la bouche avec une cuiller ; mais, à cause de l'immobilité des lèvres et des joues, une grande partie s'écoule sans pouvoir être avalée. Elle est étendue sur le dos, complètement immobilisée. L'aspect de la face est surtout horrible à cause de l'état des yeux qui sont grand ouverts ; les conjonctives sont d'un rouge sombre, presque pourpre et la cornée est remplacée des deux côtés par un amas conique de croûtes desséchées. La peau est partout un peu plus pâle qu'elle ne l'était, avec une sous-teinte jaune verdâtre. L'exfoliation a lieu aussi abondante et aussi généralisée que jamais. Les craquelures superficielles dont nous avons parlé plus haut sont très nombreuses ; celles de l'abdomen semblent bâiller à chaque instant.

Trente-six heures après, elle était morte. La température a été prise deux fois par jour pendant la maladie. Normale d'abord, pendant la seconde semaine de son séjour à l'hôpital elle s'éleva le soir à 100° ; pendant les quatrième et cinquième semaines elle oscilla entre 99° et 101°5 Fahr.

Peu après son entrée, on lui prescrivit 6 gouttes de liqueur arsénicale trois fois par jour. Elle ne la prit que pendant trois jours, on fut obligé de la supprimer parce qu'elle la fatiguait. Du 25 avril au 3 mai, on lui donna chaque jour un bain tiède d'une heure. Les bains furent ensuite supprimés. Puis on la traita par les diurétiques et les simples onguents. Aucune des mesures adoptées ne parurent avoir exercé de l'influence sur le cours de l'affection.

Voici les détails intéressants de l'autopsie qui fut faite par M. Barrow, 45 heures après la mort : « Amaigrissement considérable, à peine quelque peu de tissu cellulo-graisseux sous-cutané ; la peau est encore légèrement rougie. Les poumons sont emphysémateux, congestionnés et œdémateux à leur partie postérieure ; les ramifications bronchiques sont remplies de sécrétions. » (Pour l'examen histologique des téguments, voir au chapitre de l'*Anatomie pathologique*.)

INDEX BIBLIOGRAPHIQUE

Alibert. — *Monographie des Dermatoses*, 1832.

Alméras. — *Des Rash ou exanthèmes scarlatiniformes confondus avec les scarlatines* (Nov. 1862).

Ancel. — *Des ongles*. (Thèse de Paris, 1868).

M'Call Anderson. — *Cas de pityriasis rubra, Société clinique et pathologique de Glasgow* (13 nov. 1877).

Bateman. — *Abrégé pratique des maladies de la peau* (1820, page 78).

Baudot. — *Traité pratique des maladies de la peau d'après les doctrines de Bazin* (1870).

Bazin. — *Passim. Leçons sur les affections cutanées arthritiques et dartreuses* (1868.)

Behrend (Gustave). — *Contribution à l'histoire du pemphigus. Viertelj. für Dermat. und Syph.* (1879, p. 191).

J. Hautrey Benson. — *On pityriasis rubra or dermatitis exfoliativa* (Dublin, *Med. Journal, may.* 1870).

Bernouilli. — *Exanthèmes scarlatiniformes récidivants. Corresp. für Schewizer Ærste* (no 5, p. 134, 1876) et (15 janv. 1880, no 2, p. 37).

Biett. — *Journal hebdomadaire;* (tome VII, page 462, 1830).

Blachez. — *Observation de dermatite exfoliatrice généralisée.* (*Gaz. hebd.*, no 12, 1875).

Buchanan Baxter. — *Remarques sur la dermatite exfoliatrice généralisée* (*Brit. med. Journal*, 19-26 juillet 1879, p. 119).

Bulkley (Duncan). — *Archives of dermatology* de New-York (July 1878).

Burckardt-Merian. — *Exanthèmes scarlatiniformes récidivants. Corresp. für Schweizer Ærste* (no 13, p. 391-392, 1876).

Bussy. — *Etude sur l'exanthème scarlatiniforme* (Thèse de Paris, 1879).

Byers (J. W.). — *Cas de pityriasis rubra associé à l'ichthyose* (*Med. Times and Gaz*, 25 septembre 1880, p. 374).

Cazenave. — *Annales des maladies de la peau et de la syphilis* (fév. 1844, mars, juillet 1852).

Cazenave et Schedel. — *Abrégé pratique des maladies de la peau* (1847).

Chausit. — *Traité des maladies de la peau* (1853).

Cheadle. — *Journal de dermatologie d'Erasmus Wilson* (1869).

Colard. — *Sur l'érythème scarlatinoïde généralisé* (Thèse de Paris, 1877).

Derrécagaix. — *Erythème scarlatiniforme rhumatismal* (Thèse de Paris 1874).

Devergie. — *Traité pratique des maladies de la peau* (1857).

Donatus (Marcellus). — *Marcelli Donati de medica historia mirabili* (1636, Mantoue, cap. III, p. 12).

Duchesne-Duparc. — *Traité des maladies de la peau* (1862).

Duhring. — *Eczéma rouge et psoriasis diffus chez un enfant* (*Philad. med. and surg. reporter*, Janv. 1876). — *Philad. med. Times* (17 janv. 1880). — *Traité des maladies de la peau* (1880). Id. traduction Barthélemy-Colson, 1882.

Edison. — *Observation de dermatite exfoliatrice ; Brit. med. Journal* (8 nov. 1879, p. 737).

Ephémérides. — *Miscellanea curiosa sive ephemeridum medico-physicarum germanicarum academiæ naturæ curiosorum decuriæ II* (1686) (Obs. 199, page 391).

Féréol. — *Pseudo exanthème scarlatiniforme récidivant* (*Union méd.*, n° 29, 1876).

Fleischmann. — *Viertelj. für Dermat. und Syph.* (1877, I und II Heft).

Fox (Geoffroy Henry). — *Sur le pityriasis rubra. Arch. of dermatology* (New-York, 1875).

Fox (Tilbury). — *Cure du pityriasis rubra* (*Lancet* fév., 1874). — (*Med. Times and Gazette* (10 mai 1873) et (4 nov. 1876, p. 510). *Skin diseases* (1874). *Atlas des maladies de la peau* (Planche 38-39, 1877).

Gailleton. — *Traité des maladies de la peau* (1874).

Gairdner. — *British med. Journal*, (13 mars 1875, p. 359).

Gamberini. — *Storia di dermite esfogliativa, Giornale italiano delle malattie veneree e della pelle* (Agosto 1881, p. 209).

M'Ghie. — *Glasgow med. Journal* (p. 421, 1858).

Gibert. — *Traité des maladies de la peau* (tome I, 1868, p. 396 et suiv.)

Gooch (Benjamin). — *Account of a singular separation of the cuticle. Philosophical transactions* (1769, p. 281).

Guibout. — *De l'herpétide maligne exfoliatrice (Union méd. 1874, nᵒ 154). Leçons sur les maladies de la peau* (1876-79).

Guiraud. — *Du pemphigus chronique* (Thèse 1865).

Hallopeau. — *Erythème scarlatiniforme (Soc. méd. des hôpitaux* (13 oct. 1882).

Hardy. — *Leçons sur les maladies de la peau* (1857) et *Dict. Jaccoud* (passim).

Harnden. — *Exfoliative dermatitis or pemphigus, New-York med. Record* (1880, p. 496).

Hebra (Ferdinand). — *Traité des maladies de la peau,* traduction Doyon.

Hebra (Hans). — *Ueber pityriasis rubra universalis. (Vierlelj für Dermatologie* p. 508, 1876).

Hillier. — *Handbook of skin diseases* (1865).

Hilton Fagge. — *Guy's hospital Reports* (1867, p. 208).

Hinton (R. K.). — *Traitement heureux de trois cas de pityriasis rubra. (Phil. med Times,* 1877, p. 585) et *(Archives of dermat.,* New-York, p. 151, 1878).

Hutchinson. — *Clinical lectures or certain rare skin diseases* (1878, p. 240 et suiv.)

Jamieson (Allan). — *Edimb. med. Journal* (p. 522, janv. 1879) ; *histologie du psoriasis. Cas de pityriasis rubra généralisé (Brit. med. Journal,* 21 août 1878, p. 318). *Edimb. med. Journal* (p. 879. avril 1880).

Kaposi. — *Leçons sur les maladies de la peau.* Traduct. Doyon, Besnier (1881).

Klamann. — *Cas de desquamation scarlatineuse de longue durée (Jahrb. für Kinderkeilk,* II, 2 und 3 Heft, p. 353, 1877).

Lancereaux. — *Dermatite exfoliatrice des extrémités avec troubles des centres nerveux (Union médicale*, n° 78, 1874).

Latham (John). — *Philosoph. transact.* (1770, p. 451-453).

Leloir. — (Thèse de Paris, 1882). *Recherches cliniques et anatomo-pathologiques sur les affections cutanées d'origine nerveuse.*

Liveing. — *Handbook of the diagnosis of skin diseases* (1880).

Mackenzie (Stephen). — *Med. Society of London* (21 nov. 1881). *Mémoire sur le pityriasis rubra.*

Magee Finny. — *Dermatitis exfoliativa or pityriasis rubra (The Dublin journal of medical science* (mars 1876, p. 234).

Metton. — *Etude sur le pityriasis rosé* (Thèse, Paris, 1877).

Neumann. — *Contribution à l'histologie du psoriasis (Stricker's med. Jahrb., Heft I,* p. 67, 1879). *Traité des maladies de la peau* (1880).

Norman Moore. — *Saint-Bartholomew's hospital Reports ;* (p. 125, 1874). *Cas de pityriasis rubra.*

Percheron. — *Etude sur la dermatite exfoliatrice généralisée.* (Thèse de Paris, 1875).

Pitres. — *De la chute spontanée des ongles chez les ataxiques (Progrès méd.*, n° 8, 1882).

Pouget. — (Thèse de Paris, 1882). *De la chute des ongles dans les affections nerveuses.*

Pye-Smith. — *Guy's hospital Reports* (1877). *Ibid.* (vol. 25, 3ᵉ série, 1880-81, p. 205). *Mémoire sur le pityriasis rubra.*

Quinquaud. — *Sur la dermite aiguë grave primitive (Soc. anat.* oct. 1879).

Rayer. — *Traité théorique et pratique des maladies de la peau* (1835) tome II, p. 160 et suiv.)

Richaud. — *Etude sur le pityriasis pilaris* (Thèse Paris, 1877).

Ritter von Rittershain. — *Dermatite exfoliatrice des nouveaux-nés ; (Centralzeit. für Kinderkeilk,* 1878, n° 1).

Roques. — *Chute des ongles dans l'ataxie locomotrice (Soc. méd. des hôpit.,* 12 mai 1882).

Smith (Walter G.). — *Sur le pityriasis rubra or dermatitis exfoliativa (Dublin med. Journal,* may 1870).

Sanné. — (Article *Scarlatine,* dict. Dechambre.

Société de dermatologie de New-York. — *Archives of dermatology* (april 1879, p. 142).

Sparks. — *Cas de dermatite exfoliatrice généralisée (British med. Journal, 6 nov. 1875, p. 583)*.

Tremblay. — *De l'Érythème scarlatiniforme desquamatif* (Thèse de Paris, 1876).

Ulmo y Truffin. — *Considérations sur les ongles* (Paris, 1875).

Vidal. — *Société méd. des hôpitaux*, 1874, 24 mars 1882. *Du pily_ riasis :* leçon recueillie par de Beurmann (1877).

Vogler de Wetzikon. (C. H.). — *Exanthèmes scarlatiniformes ré- cidivants. Corresp. für Schweizer Ærste* (no 13, p. 391-392, 1876).

Willan. — *Description and treatment of cutaneous diseases* (Lon- don, 1798).

Wilks. — *Guy's hospital Reports* (1861, p. 310).

Wilson (Erasmus). — *Traité des maladies de la peau* (1867). *Lec- tures on eczema* (1870). *Lectures on dermatology* (1871).

Wallenberg. — *Vierteljahr. für dermati* (1876, p. 63).

TABLE DES MATIÈRES

PIÈCES JUSTIFICATIVES.

Le Mans. — Imp. A. Drouin, 5, rue du Porc-Épic.

www.ingramcontent.com/pod-product-compliance
Ingram Content Group UK Ltd.
Pitfield, Milton Keynes, MK11 3LW, UK
UKHW021514090726
13657UKWH00001B/235